Verena Steinlechner-Weichinger

Angehörigenarbeit im mobilen Pflegesetting

Verena Steinlechner-Weichinger

Angehörigenarbeit im mobilen Pflegesetting

Eine Herausforderung für die Pflegeassistenzberufe

Lehrbuchverlag

Imprint

Cover image: www.ingimage.com

Publisher:
Der Lehrbuchverlag
is a trademark of
Dodo Books Indian Ocean Ltd. and OmniScriptum S.R.L publishing group

120 High Road, East Finchley, London, N2 9ED, United Kingdom
Str. Armeneasca 28/1, office 1, Chisinau MD-2012, Republic of Moldova, Europe
Managing Directors: Ieva Konstantinova, Victoria Ursu
info@omniscriptum.com

Printed at: see last page
ISBN: 978-620-8-86934-2

KURZFASSUNG

Pflegende Angehörige stellen in Österreich die Versorgung von pflegebedürftigen Personen im häuslichen Umfeld sicher. Diese sind jedoch in ihrer Rolle selbst unmittelbar Betroffene und mit unterschiedlichen Herausforderungen im Rahmen der pflegerischen Tätigkeit konfrontiert. Demnach besteht die Notwendigkeit einer gut organisierten und unterstützenden professionellen Pflege im häuslichen Setting.

Im Rahmen dieser professionellen Pflege stellt die Berufsgruppe der Pflegeassistenzberufe im multiprofessionellen Pflegeteam meist die erste Ansprechperson für pflegende Angehörige dar. Vor diesem Hintergrund beschäftigt sich die vorliegende Masterarbeit mit der Rolle der Pflegeassistenzberufe bei der Unterstützung und Entlastung pflegender Angehöriger und den damit verbundenen Herausforderungen im Rahmen der Angehörigenarbeit. Aufgrund dessen ergibt sich die Forschungsfrage wie folgt: Mit welchen Herausforderungen sehen sich Pflegepersonen der Pflegeassistenzberufe in der Unterstützung von pflegenden Angehörigen im häuslichen Setting konfrontiert?

Die vorliegende Arbeit basiert auf einer Literaturrecherche und wird im empirischen Teil mit einer qualitativen Forschungsmethode ergänzt, welche in Form von teilstandardisierten Einzelinterviews mit Pflegepersonen aus dem mobilen Setting umgesetzt wurde.

Die Ergebnisse zeigen, dass neben einer Vielzahl an Herausforderungen auch positive Aspekte und Entwicklungsmöglichkeiten die Zusammenarbeit zwischen Personen der Pflegeassistenzberufe und pflegenden Angehörigen prägen. Diese Arbeit kommt daher zu dem Schluss, dass eine erfolgreiche Angehörigenarbeit auf einem gelungenen Beziehungsaufbau basiert, welcher von Wertschätzung, Vertrauen und Kommunikation auf Augenhöhe geprägt ist. Folglich muss bereits im Rahmen der Ausbildung ein Schwerpunkt auf die Angehörigenarbeit gelegt werden, um Absolvent/innen der Pflegeassistenzberufe bestmöglich auf die Pflegepraxis vorzubereiten.

Stichworte: Pflegende Angehörige; mobile Pflege; Angehörigenarbeit; Pflegeassistenzberufe

ABSTRACT

In Austria, family carers provide care for people in need of care at home. However, they are directly affected in their role and are confronted with various challenges in the context of caring activities. Accordingly, there is a need for well-organised and supportive professional care in the home setting.

As part of this professional care, the care assistant professions in the multi-professional care team are usually the first point of contact for family carers. Against this background, this master's thesis deals with the role of care assistant professions in supporting and relieving family carers and the associated challenges in the context of working with family carers. As a result, the research question is as follows: What challenges do carers in the care assistant professions face in supporting family carers in the home setting?

This study is based on a literature review and is supplemented in the empirical part with a qualitative research method, which was implemented in the form of partially standardised individual interviews with caregivers from the mobile setting.

The results show that, in addition to a number of challenges, positive aspects and development opportunities also characterise the cooperation between people in the care assistant professions and family carers. This study therefore concludes that successful work with relatives is based on successful relationship building, which is characterised by appreciation, trust and communication at eye level. Consequently, a focus must already be placed on working with relatives during training in order to best prepare graduates of the care assistant professions for care practice.

keywords:

Caring relatives; mobile care; working with relatives; care assistant professions

INHALTSVERZEICHNIS

TABELLENVERZEICHNIS

ABBILDUNGSVERZEICHNIS

ABKÜRZUNGSVERZEICHNIS

Abs.	Absatz
GuKG	Gesundheits- und Krankenpflegegesetz

1 Einleitung

In Österreich wünscht sich der größte Teil der Menschen, im Bedarfsfall die notwendigen Pflege- und Betreuungsmaßnahmen im häuslichen Umfeld sicherstellen zu können. Für rund 85 Prozent der Österreicher/innen, welche auf pflegerische Hilfe angewiesen sind, erfüllt sich dieser Wunsch. Mit Hilfe von etwa 950.000 Personen im Land, welche in unterschiedlichem Ausmaß in die Pflege und Betreuung einer angehörigen Person integriert sind, wird die Versorgung betroffener Personen im häuslichen Umfeld gewährleistet (Hilfswerk Österreich, 2018; Nagl-Cupal et al., 2018, S. 11). Vor diesem Hintergrund stellt die informelle Pflege[1] durch An- und Zugehörige mehr denn je nicht nur den größten „Pflegedienst" des Landes dar, sondern auch eine wesentliche Stütze in der österreichischen Pflegeversorgungslandschaft (Nagl-Cupal et al., 2018, S. 16).

1.1 Problemdarstellung/Relevanz des Themas

In Österreich übernehmen viele Familienmitglieder die Pflege und Betreuung ihrer Angehörigen im häuslichen Setting und ermöglichen so den Verbleib von Pflegebedürftigen im gewohnten Umfeld (Nagl-Cupal et al., 2018, S. 11). Für pflegende Angehörige stellt jedoch die Pflege und Betreuung eine bedeutende Herausforderung dar. Sie geht mit einem hohen Maß an Verantwortungsgefühl einher und trifft Betroffene häufig unvorbereitet. Folglich fühlen sich pflegende Angehörige durch die komplexen Aufgaben bei der Versorgung vielfach gefordert und häufig auch belastet. Diese Belastung wird durch Mangel an professioneller Unterstützung und fehlende eigene Ressourcen noch weiter verstärkt (Gebhart & Klotz, 2017, S. 333). Werden die demographischen Entwicklungen im Land betrachtet, ist von einer weiteren Zunahme der Zahl pflegender Angehöriger aufgrund einer immer älter werdenden Bevölkerung und immer komplexer werdender Pflege- und Betreuungssituationen auszugehen (Nöhammer & Popp, 2022, S. 30).

[1] Wird in dieser Arbeit von informeller Pflege gesprochen, meint diese die Unterstützung und Hilfe für pflegebedürftige Personen durch An- und Zugehörige, ohne pflegerische Ausbildung.

Pflegende Angehörige speziell im häuslichen Setting zu stärken, zu begleiten, zu unterstützen und zu entlasten, ist vor dem genannten Hintergrund eine notwendige Intervention seitens der professionellen Pflege (Bundesarbeitsgemeinschaft Freie Wohlfahrt, 2020b, S. 11). Pflegepersonen sind hier dafür verantwortlich, pflegebedürftige Personen und deren Angehörige in deren persönlichem Umfeld wahrzunehmen und sämtliche Pflegehandlungen unter Berücksichtigung dieser Individualität zu planen, zu organisieren und letztlich durchzuführen (Ertl et al., 2017, S. 122).

Neben dem gehobenen Dienst für Gesundheits- und Krankenpflege sind vor allem die Berufsgruppen der Pflegeassistenz und der Pflegefachassistenz, aber auch Sozialbetreuungsberufe mit integrierter Pflegeassistenzausbildung[2] Teil des multiprofessionellen Teams und somit auch erste Ansprechpartner/innen für die pflegenden Angehörigen (Juraszovich et al., 2023, S. 12-13). Sie spielen eine entscheidende Rolle, indem sie betroffene Personen unterstützen und entlasten. Werden die Tätigkeitsprofile der beschriebenen Berufsgruppen genauer betrachtet, lässt sich ableiten, dass vorrangig die Pflegeassistenzberufe sowie die Sozialbetreuungsberufe in die Durchführung der Pflegehandlungen involviert sind und folglich auch der Kontakt zu Pflegebedürftigen und deren Angehörigen vergleichsweise vermehrt gegeben ist (Pfabigan et al., 2020, S. 86-92). Pfabigan et al. betonen in diesem Zusammenhang die Arbeit und den Aufbau einer Vertrauensbeziehung zu pflegenden Angehörigen als essentiellen Schwerpunkt im Curriculum für die Ausbildung der Pflegeassistenzberufe. Dazu finden sich im Tätigkeitsbereich dieser Berufsgruppen auch Fertigkeiten wie Information und Instruktion pflegender Angehöriger und das Erkennen eines Entlastungs- oder Unterstützungsbedarfes (Pfabigan et al., 2020, S. 88-89). Diese Berufsgruppen stellen folglich eine wichtige Brücke zwischen den pflegenden Angehörigen und dem professionellen Pflegesystem dar. Durch gezielte Maßnahmen und Interventionen können speziell Pflegende der Pflegeassistenzberufe dazu beitragen, die Qualität der häuslichen Pflege zu sichern und die Belastung der Angehörigen zu reduzieren

[2] Die Berufsgruppen der Pflegeassistenz und der Pflegefachassistenz sowie die Berufsgruppe der Sozialbetreuungsberufe mit integrierter Pflegeassistenzausbildung werden in der vorliegenden Arbeit als Pflegeassistenzberufe betitelt.

(Bundesministerium für Arbeit, Soziales, Gesundheit und Konsumentenschutz, 2024b).

Zusammengefasst lässt sich feststellen, dass pflegende Angehörige im häuslichen Setting selber auch unmittelbar Betroffene sind und mit unterschiedlichen Herausforderungen im Rahmen der pflegerischen Tätigkeit konfrontiert sind. Jedoch wäre ohne den unermüdlichen Einsatz dieser Personengruppe die häusliche Pflege weder umsetzbar noch finanzierbar noch organisierbar (Bundesarbeitsgemeinschaft Freie Wohlfahrt, 2020b, S. 8-9; Kunz, 2020, S. 57-62). Demzufolge stellen sie eine essentielle Ressource für das Pflegesystem in Österreich dar. Daraus ergibt sich die Notwendigkeit einer gut organisierten, professionellen und unterstützenden häuslichen Pflege, die dazu beiträgt, die Kosten für stationäre Pflegeeinrichtungen zu senken und die Lebensqualität der pflegebedürftigen Personen zu verbessern (Famira-Mühlberger & Firgo, 2018, S. 51; Lübbers, 2018, S. 40; Pfabigan et al., 2020, S. 88-89).

1.2 Ziel und Fragestellung

Die vorliegende Arbeit untersucht die Rolle der professionellen Pflege bei der Unterstützung pflegender Angehöriger im häuslichen Setting. Sie geht der Frage nach, mit welchen Herausforderungen pflegende Angehörige konfrontiert sind und wie diese Personengruppe unterstützt werden kann, um ihre informellen Pflegeaufgaben effektiv und nachhaltig zu erfüllen. Ein besonderer Fokus liegt diesbezüglich auf der analytischen Erhebung von Problemfeldern und Herausforderungen in der Zusammenarbeit mit pflegenden Angehörigen, um Lösungsmöglichkeiten und Chancen ableiten zu können, welche einen Mehrwert für Pflegende und ihr Klientel darstellen. Damit können in weiterer Folge auch im Rahmen der Ausbildung der Pflegeassistenzberufe entsprechende Schwerpunkte gesetzt werden, um diese Berufsgruppen optimal auf die Unterstützung pflegender Angehöriger vorzubereiten. Abschließend kann diese Arbeit dazu beitragen, Erkenntnisse zu gewinnen, die Impulse für Pflegepädagog/innen darstellen, um den Unterricht in den Ausbildungen gezielt zu gestalten. Damit die formulierten Ziele erreicht werden können, wird folgende Forschungsfrage gestellt:

Mit welchen Herausforderungen sehen sich Pflegepersonen der Pflegeassistenzberufe in der Unterstützung von pflegenden Angehörigen im häuslichen Setting konfrontiert?

Nicht-Ziel dieser Arbeit ist es, das Arbeitsfeld der mobilen Pflege und die Zusammenarbeit mit pflegenden Angehörigen aus Sicht der Auszubildenden oder aus Sicht der Gesundheits- und Pflegepädagogik zu beleuchten. Weiters stellt die Perspektive der pflegenden Angehörigen auf die Zusammenarbeit mit professionellen Pflegepersonen im mobilen Setting keine Grundlage für diese Abschlussarbeit dar.

1.3 Methodik zur Literaturrecherche

Zu Beginn einer wissenschaftlichen Arbeit ist eine Auseinandersetzung mit fundierter Literatur erforderlich. Dabei ist es unerheblich, ob die Literatur online oder in Bibliotheken verfügbar ist. Die gesichtete Literatur muss bewertet werden, wobei sich Forscher/innen überlegen müssen, ob die gefundene Literatur Antworten auf die Forschungsfrage/n der geplanten Arbeit liefern kann (Sandberg, 2017, S. 69-71).

In einem ersten Schritt erfolgte der Einstieg in die Literaturrecherche der vorliegenden Arbeit mittels einer groben bzw. orientierenden Internetrecherche. Schlag- und Stichwortkataloge ergänzten die themenrelevante Quellensuche. Nachdem diese Suche erste relevante Informationen zum Thema lieferte, wurde in einem zweiten Schritt die Suche systematisch in Literaturdatenbanken und Bibliothekskatalogen fortgesetzt.

1.3.1 Einstiegssuche

Bei der Suche nach themenrelevanten Quellen im Internet wurden Schlag- und Stichwortkataloge zur Hilfe genommen. Insbesondere Fachbibliographien bieten umfangreiche Literaturverzeichnisse zu spezifischen Themenbereichen. Aktuelle Ausgaben einschlägiger Fachliteratur sind ebenfalls geeignet, entsprechende

Literaturhinweise über das jeweilige Literaturverzeichnis zu geben (Sandberg, 2017, S. 67).

1.3.2 Systematische Suche

Nach einer ersten, orientierenden Suche zum Thema wurde die Recherche in einem zweiten Schritt in Literaturdatenbanken und Bibliothekskatalogen vertieft. Im Rahmen dieses Schrittes erfolgte eine umfassende Ermittlung des verfügbaren wissenschaftlichen Informationsangebots (Sandberg, 2017, S. 69).

Die Ableitung der Schlüsselwörter aus Themenstellung und Forschungsfrage zur vorliegenden Arbeit bildete die Basis für eine gezielte Suche in Literaturdatenbanken. Im Rahmen der ersten Suchdurchläufe wurden übereinstimmende Schlüsselwörter verwendet. Im Folgeschritt erfolgte eine Durchsuchung der gefundenen Literatur anhand von Stichwörtern oder Phrasen, wobei zunächst der Titel, der Abstract und letztlich das Inhaltsverzeichnis berücksichtigt wurden. In der nachfolgenden Prüfung wurden die jeweiligen Problemstellungen der gefundenen Quellen auf Relevanz zur Forschungsfrage untersucht. Die Ergebnisse dieser Prüfung stehen im Einklang mit der eigenen, zu bearbeitenden Fragestellung (Kache et al., 2015, S. 10) und gewährleisten so eine hohe themenspezifische Relevanz der verwendeten Literatur zur vorliegenden Arbeit.

Es wurden wissenschaftliche Quellen aus Datenbanken wie Biber (2024), Pubmed (2024), Cinahl (2024) oder Google Scholar (2024) gesucht. Ergänzend wurde im Rahmen der Recherche auch die Bibliothek der Universität für Weiterbildung in Krems sowie die Onlinebibliothek der Landesgesundheitsagentur Niederösterreich durchsucht, um das verfügbare wissenschaftliche Informationsangebot möglichst vollständig ermitteln zu können (Sandberg, 2017, S. 69).

1.3.3 Qualitätskriterien wissenschaftlicher Literatur

Die Qualität wissenschaftlicher Literatur ist von entscheidender Bedeutung für die Glaubwürdigkeit und Zuverlässigkeit wissenschaftlicher Arbeiten. Um die Einhaltung höchster Standards bei den verwendeten Quellen zu gewährleisten, ist die Berücksichtigung mehrerer Qualitätskriterien unerlässlich. Die Einhaltung dieser

Qualitätskriterien bilden die Grundlage für eine fundierte und verlässliche wissenschaftliche Literaturrecherche, welche die Basis für qualitativ hochwertige wissenschaftliche Arbeiten darstellt (Kornmeier, 2024, S. 91-95).

Von entscheidender Bedeutung ist die Relevanz der Quellen. Die wissenschaftliche Literatur muss in direktem Zusammenhang mit der Forschungsfrage bzw. dem Thema der Arbeit stehen. Dies gewährleistet, dass die Arbeit fundiert und zielgerichtet ist (Kornmeier, 2024, S. 91-95). Dazu wurde für die vorliegende Arbeit der Suchprozess im Vorkapitel bereits ausführlich beschrieben.

Ein weiteres wichtiges Kriterium ist die Aktualität der Quellen. Wissenschaftliche Erkenntnisse unterliegen einem fortwährenden Entwicklungsprozess, weshalb die Verwendung der aktuellsten Studien und Publikationen von essenzieller Bedeutung ist. Dies dient der Abbildung des aktuellen Forschungsstandes sowie der Vermeidung veralteter Informationen (Kornmeier, 2024, S. 91-95). Für die vorliegende Arbeit werden Quellen aus den vergangenen zehn Jahren verwendet.

Die Qualität der verwendeten Quellen ist ein weiterer entscheidender Faktor. Es empfiehlt sich, vornehmlich auf Peer-Review-Artikel, wissenschaftliche Bücher sowie anerkannte Fachzeitschriften zurückzugreifen. Diese Quellen durchlaufen in der Regel einen strengen Begutachtungsprozess, der ihre wissenschaftliche Qualität sichert (Kornmeier, 2024, S. 91-95). Für die vorliegende Arbeit werden Kriterien für die Auswahl der Literatur formuliert, welche auch ein Peer-Review-Verfahren berücksichtigen.

Als weiteres Kriterium gilt die Objektivität der Quellen. Wissenschaftliche Arbeiten sollten auf neutralen und unvoreingenommenen Informationen basieren. Es ist von entscheidender Bedeutung, dass die verwendeten Quellen frei von persönlichen Meinungen und Voreingenommenheit sind, um die wissenschaftliche Integrität der Forschung zu gewährleisten (Kornmeier, 2024, S. 91-95).

Die Vollständigkeit der Literaturrecherche stellt ein weiteres wesentliches Qualitätskriterium dar. Eine umfassende Recherche berücksichtigt alle für ein Thema relevanten nationalen und internationalen Studien und Publikationen. Dies verhindert, dass wesentliche Informationen übersehen werden, und gewährleistet, dass die Arbeit auf einer soliden wissenschaftlichen Basis aufbaut (Kornmeier, 2024, S. 91-95). Dazu werden, wie im Vorkapitel beschrieben, für die vorliegende Arbeit alle relevanten internationalen und nationalen Datenbanken inklusive ergänzender Quellen aus Fachbibliotheken etc. nach relevanten Quellen durchsucht.

1.3.4 Ein- und Ausschlusskriterien

Folgende Ein- und Ausschlusskriterien fanden Anwendung, um die Literatursuche einzuschränken:

Tabelle 1: Ein- und Ausschlusskriterien (Quelle: eigene Darstellung)

Thema	Einschlusskriterien	Ausschlusskriterien
Population	Pflegende Angehörige, Pflegepersonen	Pflegebedürftige Personen, Pflegepädagoginnen, Auszubildende in Pflegeberufen
Setting	Häusliche Pflege, Mobile Pflege, Hauskrankenpflege, extramurale Pflege	Stationäre Langzeitpflegeeinrichtungen, Akutversorgungseinrichtungen, Primärversorgungseinrichtungen
Sprache	Deutsch, Englisch	Alle weiteren Sprachen
Aktualität	2014 bis dato	Veröffentlichungen vor dem Jahr 2014
Publikationsarten	Volltexte, Bücher, wissenschaftliche Publikationen, Beiträge in Fachzeitschriften	Nicht wissenschaftliche Literatur, nicht publizierte Literatur, belletristische Literatur

1.3.5 Suchoperatoren und Trunkierungen

Durch den Einsatz von Suchoperatoren, auch Boolesche Operatoren genannt, werden in der vorliegenden Arbeit verschiedene Suchbegriffe eindeutig miteinander in Beziehung gesetzt, um auf diese Weise eine präzisere Recherche durchzuführen. Anwendung fanden die Booleschen Operatoren AND und OR. Weiters wurde im

Rahmen der durchgeführten Literatursuche die Trunkierung „*“ angewendet, um alle Wörter zum gesuchten Wortstamm zu finden. Zusätzlich wurde noch mittels Phrasensuche gearbeitet, die sich insbesondere dann empfiehlt, wenn die exakte Reihenfolge der Suchbegriffe festgelegt werden soll (Kache et al., 2015, S. 12).

1.3.6 Selektionsprozess

Das dargestellte Flussdiagramm soll zur Veranschaulichung des Selektionsprozesses bei der Auswahl geeigneter Studien dienen.

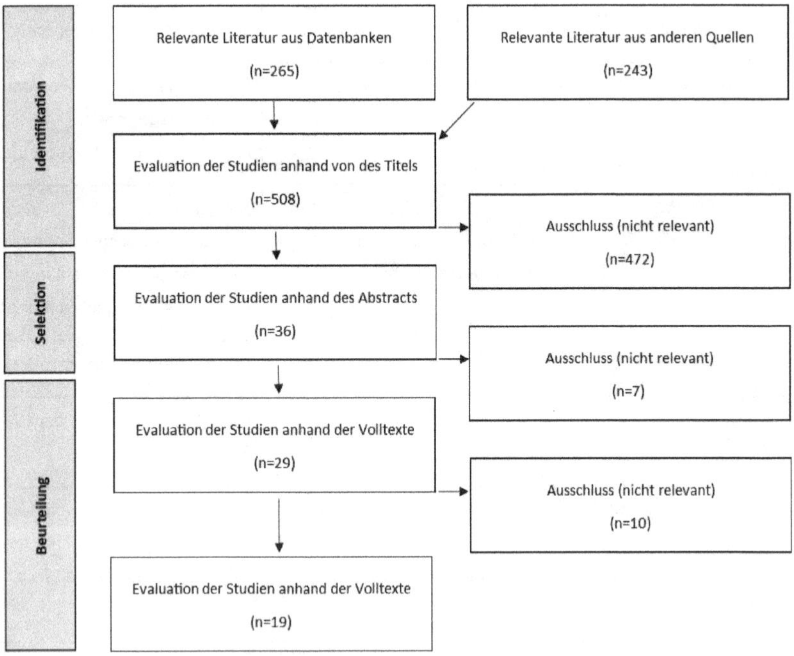

Abbildung 1: Selektionsprozess (eigene Darstellung)

1.3.7 Begründung der Methodenwahl

Die vorliegende Methodik zielte in erster Linie auf eine vertiefte Auseinandersetzung mit der beforschten Thematik ab. Des Weiteren sollte eine persönliche Erweiterung des Horizonts der Verfasserin erfolgen, sowie wesentliche Fragestellungen erkannt und divergierende Forschungsmeinungen einander gegenübergestellt werden. Im Anschluss erfolgt eine Abwägung der divergierenden Meinungen, um der Verfasserin eine Positionierung zu den wissenschaftlichen Meinungen zu ermöglichen und eine objektive Gegenüberstellung im Rahmen einer Diskussion zu gewährleisten.

1.4 Aufbau der Arbeit

Im theoretischen Teil der vorliegenden Arbeit wird in einem ersten Schritt der zentrale Begriff der Angehörigenarbeit erläutert und danach folgt die Klärung weiterer relevanter Begrifflichkeiten.

Nach den Begriffsabgrenzungen werden die Rolle der pflegenden Angehörigen sowie die Rolle der professionellen Pflege im mobilen Setting dargestellt. Ein Schwerpunkt liegt dahingehend auch auf der Rolle der Pflegeassistenzberufe, wonach speziell diese Berufsgruppe hinsichtlich Aufgabenprofil und Kompetenzbereich in den Fokus gerückt wird. Als weiterer Schwerpunkt werden die Herausforderungen für beide Rollenbilder beleuchtet, sowie ein möglicher Beitrag der professionellen Pflege bei der Unterstützung und Entlastung pflegender Angehöriger abgeleitet. Diese Ergebnisse stellen die literarische Grundlage zur Erstellung des Interviewleitfadens dar.

Im empirischen Teil wurden acht Pflegepersonen aus dem mobilen Setting zu ihren Erfahrungen in der Zusammenarbeit mit pflegenden Angehörigen mittels qualitativer Interviews befragt. Die Ergebnisse werden systematisch dargestellt, Herausforderungen beschrieben, Chancen für die Pflegeassistenzberufe und Sozialhilfeberufe abgeleitet und im Ergebnisteil dargestellt und diskutiert.

1.5 Forschungsethische Prinzipien

In der Durchführung der vorliegenden Arbeit wird auf die Einhaltung der forschungsethischen Prinzipien geachtet bzw. wurden die Rechte der teilnehmenden Personen gewahrt. Dabei sind konkret die Freiwilligkeit der Teilnahme und die umfassende Information der Teilnehmer/innen bereits im Vorfeld anzuführen. Diese Freiwilligkeit wird im Vorfeld erfragt und im Rahmen der Gespräche dokumentiert. Einen weiteren wesentlichen Punkt bilden die Anonymisierung der teilnehmenden Personen und die Einhaltung des Datenschutzes. Zusammengefasst wird damit sichergestellt, dass im Rahmen der Forschungsarbeit weder für Einzelne noch für Organisationen ein Schaden im Rahmen der durchgeführten Studie entsteht (Mayer, 2022, S. 63-77).

1.6 Klärung zentraler Begrifflichkeiten

In diesem Kapitel erfolgt eine Klärung der zentralen Begrifflichkeiten, welche in dieser Arbeit Verwendung fanden.

1.6.1 „Angehörigenarbeit"

Bei dem Versuch einer Begriffsdefinition für die Angehörigenarbeit leiten Borbé et al. diese Bezeichnung aus der Familientherapie im psychotherapeutischen Setting ab. Betont wird, dass die Behandlung einer gesamten Familie nicht im Fokus der Tätigkeit steht, sondern dass unter Angehörigenarbeit im pflegerischen Setting der Schwerpunkt auf der Beratung, Unterstützung, Information sowie der konkreten Hilfestellung von und für pflegende Angehörige/n durch professionell Pflegende liegt (Borbé et al., 2024). Auch Adili et al. bewerten Angehörigenarbeit als Tätigkeitsbereich der professionellen Pflege in unterschiedlichen Settings (Adili et al., 2021, S. 12) und Kostrzewa (2019) sieht in der Angehörigenarbeit das Potential, dass die professionelle Pflege pflegende Angehörige bei der Lösung ihrer Probleme unterstützen kann. Auch er betont die Bereitstellung notwendiger Informationen, aber auch die Möglichkeit, Belastungspotentiale frühzeitig zu erkennen und folglich einer Überforderung entgegenwirken zu können (Kostrzewa, 2019, S. 5-6).

1.6.2 „Häusliches (Pflege)setting“

Die Bezeichnung der „häuslichen Pflege“ wird häufig mit ambulanter, mobiler oder mit dem Begriff der Hauskrankenpflege gleichgesetzt (Transparenzportal Österreich, 2024). In der vorliegenden Arbeit wird der Begriff der „häuslichen Pflege“ in Zusammenhang mit Pflege- und Betreuungsleistungen durch pflegende Angehörige verwendet. Wird die Pflege durch professionelle Pflegepersonen im häuslichen Umfeld geleistet, findet der Begriff der „mobilen Pflege“ Anwendung.

1.6.3 „Mobile Pflege“

„Hauskrankenpflege“, „mobile Pflege“, „häusliche Pflege“, „ambulante Pflege“ oder aber auch „Gemeindepflege“ sind Begrifflichkeiten, welche in der Literatur zu finden sind. In Österreich findet sich zur mobilen Pflege die Definition, dass es sich hierbei um ambulante Pflege- und Betreuungsdienste handelt, welche einen Verbleib von pflegebedürftigen Personen in der häuslichen Umgebung sicherstellen. Pflegepersonal und ausgebildetes Hilfspersonal[3] ermöglichen eine ganzheitliche Betreuung, wo nahe An- und Zugehörige bei der Pflegesituation professionelle Unterstützung benötigen (Transparenzportal Österreich, 2024). Nach Ertl et al. (2017) definierte die Weltgesundheitsorganisation (WHO) den Begriff der mobilen Pflege bereits 1993 als *„Bereitstellung umfassender Dienste für Patienten und Familien an deren Wohnort, um Gesundheit zu fördern, zu erhalten und wiederherzustellen, die Unabhängigkeit zu steigern und einen friedlichen Tod zu unterstützen.“* Ertl et al. (2017) bezeichnen diese Form der Pflege als die „Urform der Pflege kranker Menschen“. Dies steht in Verbindung mit der interkulturellen, gesellschaftlichen Annahme, dass pflegebedürftige Personen primär durch An- und Zugehörige gepflegt und betreut werden sollten. Zusammengefasst kann eine Übereinstimmung bei allen Definitionen dahingehend erkannt werden, dass der Begriff der mobilen Pflege immer die Pflege und Betreuung von hilfsbedürftigen Personen im häuslichen Umfeld impliziert (Ertl et al., 2017, S. 10).

---

[3] Wird in dieser Arbeit von Hilfspersonal gesprochen, impliziert dies die Berufsgruppe der Heimhelfer/innen und der Alltagsbegleiter/innen.

1.6.4 „Pflegeassistenzberufe“

Zu den Pflegeassistenzberufen zählen die Berufsgruppe der Pflegeassistenz, die Berufsgruppe der Pflegefachassistenz sowie die Berufsgruppe der Sozialbetreuungsberufe mit integrierter Pflegeassistenzausbildung. Die Aufgaben dieser Berufsgruppen umfassen die Unterstützung des gehobenen Dienstes für Gesundheits- und Krankenpflege sowie von Ärzt/innen bei der Betreuung pflegebedürftiger Personen. Zu ihren Verantwortungsbereichen zählen die Unterstützung in der Pflege sowie die Mitarbeit bei Therapie und Diagnose (Öffentliches Gesundheitsportal Österreichs, 2025).

1.6.5 „Pflegende/r Angehörige/r“

Wird in der Literatur nach einer Definition für die Personengruppe der pflegenden Angehörigen gesucht, können viele ähnliche Ansätze gefunden werden. Wilz & Pfeiffer (2019) definieren pflegende Angehörige als Personen, welche eine chronisch kranke Person auf unterschiedlichste Weise unterstützen, mit dem Hintergrund eines persönlichen, aber nicht professionellen Bezuges zu dieser. Es kann sich in diesem Zusammenhang um eine einzelne Person handeln, welche die Pflege übernimmt, oder um mehrere Personen, welche im gemeinsamen Haushalt oder auch außerhalb dessen wohnen (Wilz & Pfeiffer, 2019, S. 3).

Wenige Jahre zuvor definieren auch Nowossadeck et al. (2016) den Begriff der pflegenden Angehörigen als Personen, welche im gleichen Haushalt oder auch außerhalb des Haushaltes einer pflegebedürftigen Person leben und bei der pflegerischen Betreuung unterstützen. Diese schließen jedoch neben Familienmitgliedern auch Bekannte, Freunde und Nachbarn in die Personengruppe der pflegenden Angehörigen ein, sofern diese an der Pflege und Betreuung beteiligt sind (Nowossadeck et al., 2016, S. 4).

Abschließend wird hier noch eine letzte Definition genannt, welche von Nagl-Cupal et al. (2018) in der letzten, groß angelegten Angehörigenbefragung in Österreich zitiert wurde und sich nach Lamura et al. (2008) orientierte. Hier werden pflegende Angehörige als Personen bezeichnet, welche eine pflegebedürftige Person von über

65 Jahren im häuslichen Setting oder in der stationären Langzeitpflege in unterschiedlichem Ausmaß pflegen oder die pflegerische Versorgung durch andere Anbieter sicherstellen (Lamura et al., 2008, S. 752-771).

2 Theoretischer Teil

Der Theorieteil der vorliegenden Arbeit soll in einem ersten Schritt dazu dienen, anhand einer Literaturrecherche erste Erkenntnisse zur Fragestellung zu gewinnen. Hierfür wird mit Hilfe der bereits beschriebenen, systematischen Literaturrecherche vorgegangen.

2.1 Pflegende Angehörige im häuslichen Setting

Pflegende Angehörige übernehmen in Österreich den größten Teil der pflegerischen Unterstützung im häuslichen Umfeld. Während nur 16 Prozent der Pflegegeldbezieher/innen in Österreich in einer stationären Versorgungseinrichtung gepflegt und betreut werden, nehmen rund 42 Prozent dieser Personen keine formelle pflegerische Dienstleistung in Anspruch. Daraus lässt sich ableiten, dass diese pflegegeldbeziehende Personengruppe die notwendige Hilfe und Betreuung aus dem Kreis der pflegenden Angehörigen bezieht. Die verbleibenden rund 151.000 Pflegegeldbezieher/innen werden im häuslichen Umfeld von mobilen Pflegediensten gemeinsam mit den pflegenden Angehörigen versorgt (Famira-Mühlberger, 2020, S. 21). Um diese Versorgung im häuslichen Umfeld so lange wie möglich sicherstellen zu können, stellen die pflegenden Angehörigen eine notwendige Ressource in diesem Setting dar (Famira-Mühlberger & Firgo, 2018, S. 51; Lübbers, 2018, S. 40).

Um diese Ressource der Pflegebereitschaft zu fördern und zu erhalten, müssen die Bedürfnisse jener Personengruppe vermehrt in den Fokus gerückt werden. Wirkungsvolle Unterstützungsmaßnahmen wie beispielsweise die umfassende Information pflegender Angehöriger über Entlastungsmöglichkeiten werden als eine Möglichkeit beschrieben. Diese Informationen begünstigen den autonomen und eigenverantwortlichen Umgang mit der Pflegebedürftigkeit von nahen Angehörigen. Ebenso kann der Umgang mit problematischen Verhaltensweisen erleichtert werden, wenn Möglichkeiten zur Selbsthilfe und Entlastung aufgezeigt werden und somit ins Bewusstsein betroffener Personen rücken (Büker, 2015, S. 9).

Mit dem Grad der Pflegebedürftigkeit steigt auch die Intensität der Zusammenarbeit von mobilen Pflege- und Betreuungsdiensten und der informellen Pflege (Famira-

Mühlberger & Firgo, 2018, S. 51). Die Finanzierbarkeit sowie die Organisation von Pflegesituationen im häuslichen Umfeld sind ohne die Hilfe und den Einsatz von pflegenden Angehörigen beinahe unmöglich, daher ist vor allem der Bereich der mobilen Dienste gefordert, das Wohlergehen und die Förderung der Gesundheit pflegender Angehöriger im Fokus zu behalten (Bundesarbeitsgemeinschaft Freie Wohlfahrt, 2020, S. 8).

2.1.1 Die Rolle der pflegenden Angehörigen

Die Familie übernimmt, sobald eine Person pflegebedürftig wird, in den meisten Fällen die Pflege und Betreuung betroffener Personen. Die Angehörigenpflege stellt dabei eine Sonderform der Pflege dar, die unter den Beteiligten auf Faktoren wie Emotionalität, Gegenseitigkeit und bestehenden sozialen Beziehungen beruht (Nagl-Cupal et al., 2018, S. 16).

Wird diese familiäre Betreuungstätigkeit in Zahlen ausgedrückt, ist der Statistik Austria zu entnehmen, dass rund 476.000 Personen im Jahresdurchschnitt 2023 Bundespflegegeld bezogen haben (Statistik Austria, 2024b). Diesen Pflegegeldbezieher/innen stehen mehr als 950.000 erwachsene pflegende Angehörige gegenüber, welche sich in unterschiedlichem Ausmaß um eine an- oder zugehörige, pflegebedürftige Person kümmern. Für diese Personengruppe ist es besonders zu Beginn einer Pflegetätigkeit schwierig, das vollständige Ausmaß der Hilfestellung einschätzen zu können. Dennoch übernehmen sie diese Tätigkeit mit viel Engagement und leisten, trotz multipler Herausforderungen und Belastungen, damit einen enormen gesellschaftspolitischen Beitrag (Bundesministerium für Arbeit, Soziales, Gesundheit und Konsumentenschutz, 2024b).

Die gesellschaftliche Erwartungshaltung geht von aufopfernden, pflegenden Angehörigen aus, welche sich in ihrer Rolle zurechtfinden. Pflegende Angehörige kommen aber nicht immer mit dem erforderlichen Rollenwechsel zurecht. Ehepartner/innen müssen plötzlich die Rolle der Pflegerin/des Pflegers einnehmen und zuvor dominante Ehepartner/innen werden zu hilfsbedürftigen Personen (Ertl et al., 2017, S. 95-99; Weiler et al., 2019, S. 83). Ausgeglichene Kinder können in einer Pflegesituation plötzlich aufbrausend und aggressiv reagieren. Pläne für die Zeit nach dem Pensionsantritt können nicht umgesetzt werden, da die Pflege einer an-

oder zugehörigen Person plötzlich im Vordergrund steht. Pflegende Angehörige sind in ihrer neuen Rolle mit Ängsten und Unsicherheit konfrontiert, dazu kommen seelische und körperliche Belastungen. Die Rolle dieser Menschen erfordert einen gezielten Perspektivenwechsel hin zum pflegebedürftigen Angehörigen mit dessen Freuden, Wünschen und auch Sorgen und weg von der eigenen Person mit individuellen Vorstellungen und Wünschen. In diesem Zusammenhang ist ein differenzierter und analytischer Blick auf mögliche Herausforderungen und Unterstützungsbedarf für pflegende Angehörige notwendig (Ertl et al., 2017, S. 95-99; Leichsenring, 2017, S. 24).

2.1.2 Belastungen pflegender Angehörigen

Pflegende Angehörige sehen sich zunehmend mit komplexen Pflege- und Betreuungssituationen konfrontiert. Weiler et al. (2019, S. 83) kommen in ihrer Arbeit zu dem Ergebnis, dass sich diese Personengruppe kaum auf die bestehende Herausforderung durch die häusliche Pflegesituation vorbereitet fühlt. Die damit verbundene hohe emotionale Belastung kann im Vorfeld von Betroffenen nicht umfassend eingeschätzt werden.

Zuletzt wurden in Österreich im Jahr 2018 im Rahmen einer groß angelegten Angehörigenbefragung von Nagl-Cupal et al. Herausforderungen von pflegenden Angehörigen erhoben. Zu diesem Zeitpunkt äußerten die befragten Personen, neben einer Reihe von pflegebezogenen Schwierigkeiten, vor allem auch finanzielle und bürokratische Hürden, aber letztlich auch emotionale Herausforderungen, welche die Pflege einer nahen an- und zugehörigen Person herausfordernd machen (Nagl-Cupal et al., 2018, S. 228-244).

Die Neuorganisation der alltäglichen Abläufe und eine notwendige Adaptierung des Umfeldes stellten für viele Betroffene auch eine Herausforderung dar (Nagl-Cupal et al., 2018, S. 228-244). Zu ähnlichen Ergebnissen kommen auch Weiler et al. (2019). Als besonders herausfordernd wurden vor allem die Erfüllung der körperlichen Bedürfnisse sowie die Verantwortungsübernahme für pflegerische Handlungen beschrieben. Weiterführend fühlen sich pflegende Angehörige auch mit der Organisation von Pflege- und Betreuungsmaßnahmen sehr gefordert.

Ein neues Rollenbild innerhalb und außerhalb der Familie, aber auch mögliche bauliche Adaptionsmaßnahmen, welche meist mit einem finanziellen Aufwand einhergehen, fordern pflegende Angehörige in ihrer Tätigkeit (Weiler et al., 2019, S. 83).

Erschwerend kommt noch hinzu, dass es kaum Raum und Möglichkeiten gibt, die eigenen Sorgen und Bedürfnisse zu äußern, was für diese Personengruppe unmittelbar mit einem hohen physischen und psychischen Stress verbunden ist (Weiler et al., 2019, S. 83). In diesem Zusammenhang betonen mehrere Studien, dass pflegende Angehörige die eigenen Bedürfnisse in den Hintergrund stellen, was auf ein mangelndes Bewusstsein und Verständnis für die Selbstpflege zurückzuführen ist (Gebhart & Klotz, 2017, S. 324; Weiler et al., 2019, S. 83).

Weiter haben pflegende Angehörige den Anspruch, eine möglichst optimale Versorgungssituation für Betroffene zu schaffen. Häufig kann dieses selbstgesteckte Ziel aber nicht erreicht werden und führt zum Gefühl von Überforderung und Machtlosigkeit (Nagl-Cupal et al., 2018, S. 228-244).

Als weitere Herausforderung ist auch noch eine mögliche Doppelbelastung pflegender Angehöriger zu erwähnen, welche mit einer Berufstätigkeit bei gleichzeitiger Pflege einer angehörigen Person einhergeht. In diesem Zusammenhang betonen mehrere Autor/innen, dass pflegende Angehörige häufiger krank und generell anfälliger für stressbedingte Krankheiten sind (Nagl-Cupal et al., 2018, S. 228-244, Waldenberger et al., 2022, S. 204).

Zusammengefasst kann somit festgehalten werden, dass psychosoziale und psychische Belastungen eine besondere Herausforderung für pflegende Angehörige darstellen (Gebhart & Klotz, 2017, S. 324; Nagl-Cupal et al., 2018, S. 232).

2.1.3 Einflussfaktoren auf das Belastungserleben

Cartaxo et al. (2023) haben in einer Studie Einflussfaktoren auf das Erleben von Herausforderungen pflegender Angehöriger im Rahmen der häuslichen Pflege in Österreich erhoben. Die Untersuchung hat ergeben, dass bestimmte Faktoren einen signifikanten Einfluss auf das Erleben von Herausforderungen der pflegenden Angehörigen haben. Der Gesundheitszustand der pflegenden Person selber, weiters altersbedingte Verhaltensprobleme der pflegebedürftigen Person, die Höhe der Frequenz der direkten Pflege (beispielsweise instrumenteller Aktivitäten), aber auch die Gesamtdauer der Pflege sowie eine höhere Pflegebedürftigkeit des Pflegebedürftigen stellen entscheidende Faktoren dar, die das Erleben von Herausforderungen pflegender Angehöriger maßgeblich beeinflussen. Gemäß dem konzeptionellen Modell der Belastung von pflegenden Angehörigen nach Pearlin et al. (1990) lassen sich die bekannten Gründe für die Belastung von Pflegenden in drei Kategorien einteilen: Zuerst spezifische soziodemografische Merkmale sowohl der pflegenden Angehörigen als auch der Pflegebedürftigen, weiters die Pflegesituation selbst sowie letztlich Merkmale der familiären, beruflichen und finanziellen Situation (Cartaxo et al., 2023, S. 7).

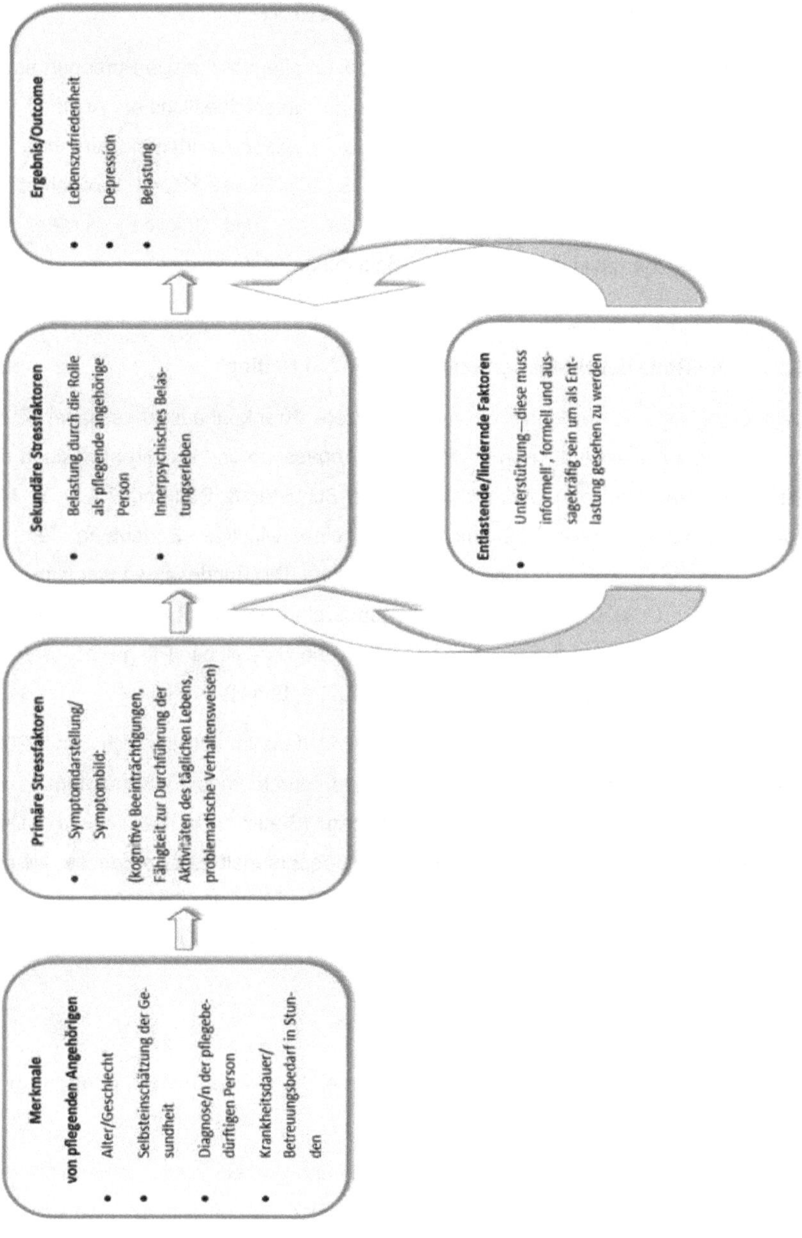

Abbildung 2: Belastungen von pflegenden Angehörigen (Eigene Darstellung – adaptiert nach dem Modell der Belastung von pflegenden Angehörigen von Pearlin et al., 1990)

2.2 Professionelle Pflege im mobilen Setting

Mobile Pflege- und Betreuungsdienste unterstützen pflegebedürftige Personen sowie deren An- und Zugehörige im häuslichen Umfeld in unterschiedlichstem Ausmaß und ermöglichen dadurch einen längeren Verbleib pflegebedürftiger Personen im gewohnten Umfeld (Nagl-Cupal et al., 2018, S. 16). Dieses Kapitel beleuchtet die Rolle der Pflegepersonen im mobilen Setting und folglich werden die Pflegeassistenzberufe in diesem Tätigkeitsfeld in den Fokus gerückt.

2.2.1 Die Rolle der Pflegepersonen im mobilen Setting

Demographische Entwicklungen, immer kürzere Krankenhausverweildauern und komplexe Krankheitssituationen machen eine Anpassung und Weiterentwicklung der häuslichen Versorgung unabdingbar (Händler-Schuster & Budroni, 2023, S. 53). „Ambulant vor stationär“ bekommt somit eine wichtige Bedeutung für die österreichische Gesundheits- und Pflegeversorgung. Die Bundesarbeitsgemeinschaft Freie Wohlfahrt (2020) bestätigt diese Aussage sinngemäß mit der Forderung, die mobilen Dienste zu priorisieren und somit die häusliche Pflege zu stärken (Bundesarbeitsgemeinschaft Freie Wohlfahrt, 2020b, S. 11).

Aus den Zahlen der Statistik Austria geht hervor, dass im Jahresdurchschnitt 2022 rund 151.000 Personen in Österreich Hilfe durch mobile Betreuungs- und Pflegedienste in Anspruch genommen haben (Statistik Austria, 2024a). Dem gegenüber stehen die Zahlen der aktuellen Pflegepersonalbedarfsprognose, welche die Anzahl an Pflegepersonen im mobilen Setting aufzeigt. Im Jahr 2021 waren nur insgesamt 21.700 von insgesamt 139.100 Pflegepersonen im extramuralen Setting tätig (Juraszovich et al., 2023, S. 11-29).

2.2.2 Die Rolle der Pflegeassistenzberufe bei der Unterstützung pflegender Angehöriger

Neben dem gehobenen Dienst für Gesundheits- und Krankenpflege, stellen vor allem die Berufsgruppen der Pflegefachassistenz und der Pflegeassistenz, eine dringend benötigte Berufsgruppe, auch im mobilen Pflegesetting dar

(Bundesarbeitsgemeinschaft Freie Wohlfahrt, 2021, S. 2). Dieser Aussage liegt die Tatsache zugrunde, dass entsprechend der zu erwartenden demographischen Entwicklung, der mobile Pflege- und Betreuungsbedarf bis zum Jahr 2030, um ein knappes Drittel, das entspricht rund 44.000 pflegebedürftigen Personen in Österreich, bei gleichbleibender Inanspruchnahme der Dienste, ansteigen wird (Rappold & Juraszovich, 2019, S. 25). Daher erfolgt in diesem Kapitel eine Auseinandersetzung mit dem Aufgabenprofil der Pflegepersonen im mobilen Setting. Anschließend wird der Tätigkeits- und Kompetenzbereich der Pflegeassistenzberufe, vor allem hinsichtlich einer Unterstützung von pflegenden Angehörigen im Rahmen der Angehörigenarbeit, genauer beleuchtet.

2.2.3 Aufgabenprofile in der mobilen Pflege

Der gehobene Dienst für Gesundheits- und Krankenpflege, Pflegeassistenzberufe und Sozialhilfeberufe mit integrierter Pflegeausbildung (Heimhilfe, Fachsozialbetreuung, Diplomsozialbetreuung) übernehmen im mobilen Setting den größten Anteil an erforderlichen Pflege- und Betreuungsleistungen. Mitarbeiter/innen von Reinigungsdiensten und Haushaltshilfeorganisationen, aber auch Besuchsdienste, Wäschedienste und Essenszustelldienste sowie letztlich die ärztliche Versorgung durch niedergelassene Ärzt/innen ermöglichen es ergänzend, das gesamte Spektrum der Versorgung im häuslichen Bereich sicherzustellen (Fichtinger & Rabl, 2014, S. 14).

In den vergangenen Jahren ist auch in Österreich das Gesundheitssystem zunehmend in Bedrängnis geraten, was auch im mobilen Pflegebereich zu einer erforderlichen Neugestaltung der Personalstruktur geführt hat (Bretbacher, 2020, S. 37-41). Betrachtet man die Berufsgruppenzusammenstellung im mobilen Setting in seiner Gesamtheit, kann ein Verhältnis von rund 50 Prozent Mitarbeiter/innen des gehobenen Dienstes und 50 Prozent Mitarbeiter/innen der Pflegeassistenzberufe erkannt werden. Hauptziele der Novellierung des Gesundheits- und Krankenpflegegesetzes im Jahr 2016 sollten es sein, durch die neu implementierte Berufsgruppe der Pflegefachassistenz und die Kompetenzerweiterung für die Pflegeassistenz den Personaleinsatz flexibler zu gestalten (Kozisnik et al., 2023, S. 27-30).

Dem gehobenen Dienst für Gesundheits- und Krankenpflege obliegt gemäß §14 Abs. 1 GuKG die Erhebung des Pflegebedarfs sowie die Beurteilung des Abhängigkeitsgrades, die Diagnostik, Planung, Organisation, Durchführung, Kontrolle und Evaluation aller pflegerischen Maßnahmen in sämtlichen Versorgungsformen und –stufen (§14 Abs. 1 GuKG). Somit steht für diese Berufsgruppe vor allem die Sicherstellung des Pflegeprozesses und die damit verbundene Delegation von Pflegetätigkeiten, aber ebenso die Delegation von Tätigkeiten der medizinischen Diagnostik und Therapie, teilweise auch in komplexen Pflegesituationen, an die Berufsgruppen der Pflegeassistenzberufe im Vordergrund (Bretbacher, 2020, S. 37-41).

Im beruflichen Alltag stellen die Berufsgruppen der Pflegeassistenzberufe vor allem die Grundpflege und die pflegerische Beobachtung sicher. Der Tätigkeitsbereich der Pflegeassistenz umfasst gemäß §83 Abs. 1 GuKG, die Durchführung aller pflegerischer Maßnahmen nach Anordnung und unter Aufsicht von Angehörigen des gehobenen Dienstes für Gesundheits- und Krankenpflege. Im extramuralen Bereich haben diese Anordnungen schriftlich zu erfolgen (§83 Abs. 1 GuKG). Der Aufgabenbereich der Pflegefachassistenz unterscheidet sich gemäß §83a Abs. 1 GuKG dahingehend, dass diese Berufsgruppe die eigenverantwortliche Durchführung der Ihnen, von Angehörigen des gehobenen Dienstes für Gesundheits- und Krankenpflege übertragenen pflegerischen Tätigkeiten innehat (§83a Abs. 1 GuKG).

2.2.4 Ausbildungsverordnung der Pflegeassistenzberufe

Um diese Herausforderungen im Berufsalltag bestmöglich meistern zu können, weisen Pfabigan et al. (2020) im Curriculum für die Pflegefachassistenz darauf hin, dass bereits im Rahmen der beruflichen Ausbildung beim Thema „Pflegende Angehörige im mobilen Pflegesetting“ ein Schwerpunkt gesetzt werden muss (Pfabigan et al., 2020, S. 86-92). Diese Notwendigkeit von pflegerischer Qualifikation hinsichtlich Angehörigenarbeit geht auch aus der gesetzlichen Ausbildungsverordnung in den Pflegeassistenzberufen hervor (BGBl. II, 2016, Nr. 301).

2.2.5 Kompetenzbereich der Pflegeassistenzberufe

Halbmayr-Kubicsek (2021) betont in ihrer Arbeit, dass es Ziel jeglicher Pflegeausbildungen sein muss, Sicherheit und Kompetenz in der Versorgung und Pflege von Menschen in unterschiedlichen Settings zu erreichen (Halbmayr-Kubicsek, 2021, S. 26). Dahingehend werden in diesem Kapitel vor allem die handlungsleitenden Kenntnisse, pflegerischen Fertigkeiten und grundsätzlichen Haltungen und Einstellungen hinsichtlich der Angehörigenarbeit im mobilen Setting aus dem Curriculum der Pflegeassistenzberufe beleuchtet. Vorab wird hier betont, dass Pfabigan et al. (2020) darauf hinweisen, dass die partnerschaftliche Zusammenarbeit mit pflegenden Angehörigen im mobilen Setting, vor allem hinsichtlich Instruktion und Unterstützung, mehr als in jedem anderen Setting in den Fokus rücken muss (Pfabigan et al., 2020, S. 86).

Zu den konkreten handlungsleitenden Kenntnissen der Pflegeassistenzberufe gehört das Bewusstsein für die sogenannte „Gastrolle" im mobilen Setting. Berücksichtigt werden muss bei der Gestaltung dieser Rolle immer auch ein unvoreingenommener, wertschätzender und empathischer Umgang mit allen beteiligten Personen (Pfabigan et al., 2020, S. 87-92).

Im Rahmen einer professionellen Beziehungsgestaltung und Kommunikation müssen von Personen der Pflegeassistenzberufe die zentralen Grundsätze der Beziehungsgestaltung berücksichtigt werden. Nur so kann ein Unterstützungs- und/oder Entlastungsbedarf pflegender Angehöriger erkannt und erforderliche Maßnahmen eingeleitet werden. Bei jeglicher Arbeit im mobilen Setting darf der Fokus und das Bewusstsein der Leistungsanerkennung und Wertschätzung für pflegende Angehörige nicht verloren gehen. Dabei muss die Rolle und Bedeutung von pflegenden Angehörigen von der eigenen professionellen Rolle als Pflegeperson bewusst unterschieden werden (Pfabigan et al., 2020, S. 87-92).

Das Erkennen von Ressourcen pflegender Angehöriger ist ebenso ein wesentlicher Punkt pflegerischer Fertigkeiten. Die bestehenden Motivationen und Fähigkeiten ermöglichen ein Einbeziehen dieser Personengruppe in die pflegerischen Abläufe oder auch die Instruktion in der Handhabung von Hilfsmitteln und/oder Medizinprodukten durch Professionist/innen (Pfabigan et al., 2020, S. 87-92).

Da die mobile Pflege ein zentrales Tätigkeitsfeld der Pflegeassistenz und der Pflegefachassistenz darstellt, müssen diese über ein umfassendes Pflegewissen verfügen. Sie können in Krisen und bei medizinischen Notfällen adäquat reagieren und Pflegebedürftige sowie deren Angehörige umfassend informieren (Pfabigan et al., 2020, S. 86).

Betroffene Pflegepersonen sind aber mit dieser beschriebenen Verantwortung im mobilen Setting häufig überfordert (Nöhammer & Popp, 2022, S. 29, Rohwer et al., 2021, S. 38) und nehmen fehlendes Verständnis sowie nur geringe Wertschätzung für ihre umfassende und komplexe berufliche Herausforderung wahr (Brenne et al., 2022, S. 10, Shahriari et al., 2024, S. 215).

2.3 Herausforderungen für die professionelle Pflege im mobilen Setting

Für Pflegepersonen, welche im mobilen Setting tätig sind, zeigt sich die Arbeit als komplexes Tätigkeitsfeld, welches gekennzeichnet ist von zunehmender Multimorbidität, chronischen Krankheitsverläufen und gerontopsychiatrischen Krankheitsbildern. Folglich birgt die Tätigkeit im mobilen Setting für Pflegepersonen, ebenso wie für betroffene Pflegebedürftige und deren pflegende Angehörige, weitreichende Herausforderungen, wie unterschiedliche Studien aufzeigen.

2.3.1 Belastungen im Rahmen der pflegerischen Tätigkeit

Nöhammer & Popp (2022) betonen in ihrer Untersuchung die Mischung körperlicher Anstrengung, Kommunikationsarbeit und emotionaler Arbeit als besondere Herausforderung. Die Herausforderung der Kommunikation, vor allem auch mit pflegenden Angehörigen, wird auch von Donmez et al. (2021) als Ergebnis deren Arbeit betont (Donmez et al., 2021, S. 324-325; Nöhammer & Popp, 2022, S. 27). Genannt werden aber auch der zeitliche Druck für Pflegepersonen aufgrund von Fahrzeiten und schwierigen Wetterlagen, aber auch ein Belastungsempfinden aufgrund des hohen administrativen Aufwandes und der generellen fehlenden gesellschaftlichen Anerkennung dieses pflegerischen Tätigkeitsfeldes (Nöhammer & Popp, 2022, S. 27; Shahriari et al., 2024, S. 215).

Ident mit Nöhammer und Popp (2022) betonen auch Lotfi Fatemi et al. 2019 und Rohwer et al. 2021 in deren Arbeiten, den körperlichen und psychischen Stress, verbunden mit der Tatsache, dass die pflegerische Tätigkeit alleine vor Ort durchgeführt wird und dies zu einem Gefühl der alleinigen Verantwortung bei betroffenen Pflegepersonen führt (Lotfi Fatemi et al., 2019, S. 121-124; Rohwer et al. 2021, S. 39; Nöhammer & Popp, 2022, S. 29).

Kolleg/innen stehen nicht unmittelbar zur Beratung und Unterstützung zur Verfügung. Dazu wird die Tatsache angeführt, dass auch fehlende Hilfsmittel und Medizinprodukte zu Unsicherheiten führen können. Darüber hinaus entstehen Unsicherheiten und Belastungen, weil im mobilen Setting bei Zwischenfällen und Komplikationen nicht auf ärztliche Unterstützung zurückgegriffen werden kann (Lotfi Fatemi et al., 2019, S. 121-124, Brenne et al., 2022, S. 5).

Abschließend wurden noch die pflegenden Angehörigen als Herausforderung genannt. Explizit wird die hohe Erwartungshaltung an die Pflegepersonen sowie die Anwesenheit der Familienmitglieder bei allen pflegerischen Tätigkeiten hervorgehoben (Brenne et al., 2022, S. 5-6; Lotfi Fatemi et al., 2019, S. 121-124; Weiler et al., 2019, S. 83).

Aufgrund des komplexen Charakters der pflegerischen Tätigkeit im mobilen Setting zeigt sich eine Vielzahl an Herausforderungen für Pflegepersonen im mobilen Setting. Zusammengefasst lässt sich aber sagen, dass sich die professionelle Pflege im häuslichen Umfeld neben einer Reihe von organisatorischen Herausforderungen, als eine Mischung von körperlicher Arbeit, emotionaler Belastung und Kommunikationsarbeit darstellt (Nöhammer & Popp, 2022, S. 27).

2.3.2 Angehörigenarbeit als Herausforderung für die Pflege

Brenne et al. (2022) haben in ihrer Forschungsarbeit, welche sich mit der Sicht der professionellen Pflege auf die Tätigkeit im mobilen Setting beschäftigte, Herausforderungen identifiziert, welche auch auf die Angehörigenarbeit zutreffen. Als erster Punkt wird die ständige Wachsamkeit der Pflegepersonen genannt. Gerade hinsichtlich der Angehörigenarbeit müssen diese kontrollieren, beobachten und schlussfolgern. Belastung und Überforderung pflegender Angehöriger stellen einen schleichenden Prozess dar, welcher im Rahmen der Angehörigenarbeit nicht unbeobachtet bleiben darf und im Anlassfall die Einleitung entsprechender Maßnahmen umgehend erfordert. Daher müssen Abläufe bekannt sein und Pflegende müssen über Entlastungs- und Unterstützungsmöglichkeiten im Bedarfsfall umfassend informieren können und ggf. erforderliche Maßnahmen in die Wege leiten. Pflegende stellten sich in der Arbeit von Brenne et al. (2022) folglich auch als „Allrounder/innen“ dar.

Pflegerische Herausforderungen und Aufgaben entstehen für alle Pflegepersonen, unabhängig vom pflegerischen Setting. Hinsichtlich Angehörigenarbeit besteht die Herausforderung im mobilen Setting aber darin, dass Aufgaben unter Anwesenheit und/oder Beobachtung pflegender Angehöriger gelöst werden müssen. Gespräche mit Ärzt/innen oder Kolleg/innen im multiprofessionellen Team erfolgen meist in Anwesenheit von pflegenden Angehörigen, da diese ebenso auf einen Lösungsansatz warten und häufig auch in den Lösungsprozess integriert sind. Ein Beispiel hierfür kann sein, dass eine erforderliche Therapieänderung der Medikation nicht nur die dispensierende Pflegeperson betrifft, sondern die Beschaffung bzw. Besorgung der Medikamente von einer angehörigen Person abgewickelt werden muss (Brenne et al., 2022, S. 5-10).

Eine weitere Herausforderung in der Angehörigenarbeit ist die dauernde Anwesenheit von pflegenden Angehörigen. Diese birgt folglich eine hohe Erwartungshaltung dieser Personengruppe an die professionelle Pflege, was mit einer Herausforderung für die Berufsgruppe der Pflege einhergeht (Lotfi et al., 2019, S. 121-124).

Zusammengefasst liegt die Herausforderung der Angehörigenarbeit für die professionelle Pflege neben der Beziehungsarbeit vor allem in der Wissensvermittlung und den dafür erforderlichen kommunikativen Fähigkeiten sowie einer ethisch wertschätzenden Grundhaltung, für die Rolle und Situation der pflegenden Angehörigen (Shahriari et al., 2024, S. 215).

2.4 Professionelle Maßnahmen in der Angehörigenarbeit

Aufgrund der bereits in Kapitel 2.1.2 beschriebenen Belastungen von pflegenden Angehörigen muss die Abwicklung von Unterstützungs- und Entlastungsmaßnahmen weitgehend unbürokratisch sein (Nagl-Cupal et al., 2018, S. 241). Voraussetzung für die Annahme solcher Maßnahmen seitens der pflegenden Angehörigen ist jedoch eine funktionierende Beziehung zwischen professioneller und informeller Pflege. Die Beziehungsarbeit und der Beziehungsaufbau sind ausschlaggebend für das gesamte Spektrum der Angehörigenarbeit (Nöhammer & Popp, 2022, S. 30). Folglich werden in diesem Kapitel Unterstützungs- und Entlastungsmöglichkeiten für pflegende Angehörige als professionelle Interventionen der Angehörigenarbeit dargelegt und auch das dynamische Modell der Angehörigenpflege nach Scheidegger et al. (2019) wird vorgestellt.

2.4.1 Unterstützungsbedarf im Rahmen der Angehörigenarbeit

Pflegebezogene Schwierigkeiten stellen für pflegende Angehörige eine der größten Herausforderungen dar, vor allem vor dem Hintergrund, dass die Pflege einer nahen an- oder zugehörigen Person in den wenigsten Fällen planbar ist. Hinzu kommt erschwerend, dass die Personengruppe der pflegenden Angehörigen gänzlich unterschiedliche Menschen umfasst. Diese Individualität bezieht sich neben dem Alter der Betroffenen auch auf die eigene gesundheitliche Konstitution, auf persönliche Interessen, materielle Möglichkeiten, Vorlieben, Wünsche, Abneigungen, aber auch auf die familiäre Situation im Ganzen. Vor diesem Hintergrund ist auch der Unterstützungsbedarf für betroffene Angehörige sehr vielfältig und individuell (Interessensgemeinschaft für pflegende Angehörige, 2024).

2.4.1.1 Informationsbereitstellung

Neben den allgemeinen Entlastungsmaßnahmen, wie beispielsweise der Übernahme pflegerischer Tätigkeiten durch mobile Dienste, erscheint für pflegende Angehörige vor allem die Informationsbereitstellung als essentiell.

Aus der Literatur gehen beispielsweise pflegebezogene Schwierigkeiten als Herausforderungen für pflegende Angehörige hervor. Diese können pflegerische

Handlungen, Abläufe oder mögliche Unterstützungsangebote betreffen und mit einem Erwerb oder einer Erweiterung von Wissen gemindert werden. Beispielsweise können Informationsbroschüren mit einer Übersicht an möglichen Entlastungsangeboten bereits einen niederschwelligen Wissenserwerb sicherstellen (Perrig-Chiello et al., 2012, S. 224-225).

Häufig genannt werden im Bereich der notwendigen Informationsbereitstellung vor allem Informationen über finanzielle Unterstützungsmöglichkeiten, Hilfsmittel- und Medizinproduktebeschaffung, Informationen über das Vorgehen in Notfällen, Abläufe bei Krankenhauseinweisungen, aber auch Informationen zum Sterbeprozess.

Informationsarbeit stellt folglich im Rahmen der Angehörigenarbeit einen wesentlichen Bestandteil der pflegerischen Tätigkeit dar, um eine unmittelbare Entlastung für Betroffene gewährleisten zu können (Brenne et al., 2022, S. 5-10). Diese Informationsarbeit im Rahmen der Angehörigenarbeit betonen auch Nagl-Cupal et al. (2018) als unverzichtbar, da die ohnehin schon knappen Zeitressourcen von pflegenden Angehörigen eine umfassendere Informationsbeschaffung kaum zulassen. Diese stellt ein enorm zeitaufwendiges Vorhaben dar und kann als zusätzlicher Belastungsfaktor gesehen werden von der Personengruppe der pflegenden Angehörigen (Nagl-Cupal et al., 2018, S. 240-241).

2.4.1.2 Hilfestellung bei bürokratischen Hürden

Bürokratische Hürden, wie beispielsweise der Ablauf von Bewilligungsverfahren an Ämtern und Behörden, oder jene Angelegenheiten, die im Rahmen einer gesetzlichen Vertretung bedacht und umgesetzt werden müssen, können für pflegende Angehörige bereits eine große Herausforderung darstellen. Dies mündet oft in Überforderung und wirkt sich unter Umständen auch auf die Pflege der pflegebedürftigen Person aus. Folglich bedarf es für die zu erledigenden Schritte in Antrags- oder Organisationsverfahren einiger Unterstützungsmaßnahmen durch die professionellen Pflegepersonen (Nagl-Cupal et al., 2018, S. 228).

2.4.1.3 *Finanzielle Unterstützungsmöglichkeiten*

Ein weiterer Faktor für das Gefühl der Überforderung bei pflegenden Angehörigen lässt sich auf die finanzielle Herausforderung zurückführen, welche eine Pflegesituation mit sich bringt.

Verantwortlich hierfür können beispielsweise die Kosten für eine Adaptierung und Neuorganisation des häuslichen Umfeldes sein, Kosten für die Beschaffung von Hilfsmitteln oder Medizinprodukten, aber auch die Finanzierung von Pflege- und Betreuungsdiensten im häuslichen Umfeld. Kann die Organisation erwähnter Anschaffungen nicht finanziert werden, greifen pflegende Angehörige vermehrt auf finanzielle Eigenmittel zurück, was zusätzliche finanzielle Belastungen zur Folge hat. Der professionelle Aufbau eines Unterstützungsnetzwerks aus beruflich pflegenden bzw. betreuenden Personen, das Einbeziehen von Familienmitgliedern, Freundinnen bzw. Freunden und nahen an- und zugehörigen Personen, aber letztlich auch die Anpassung und Adaptierung organisatorischer Rahmenbedingungen können dieser Herausforderung bereits entgegenwirken (Nagl-Cupal et al., 2018, S. 228).

2.4.1.4 *Minderung der emotionalen Herausforderung*

Die emotionale Herausforderung für pflegende Angehörige und die Zurückstellung eigener Bedürfnisse gehen auf die hohe physische und psychische Belastung zurück, welcher pflegende Angehörige ausgesetzt sind. Beispielsweise führen die körperliche Pflegearbeit oder auch der Wunsch nach einer optimalen Versorgungssituation für die pflegebedürftige Person zum Gefühl von Überforderung und Machtlosigkeit. Die Selbstpflege nimmt unter solchen Bedingungen meist nur noch eine nachrangige Rolle ein (Perrig-Chiello et al., 2012, S. 224-225; Gebhart & Klotz, 2017, S. 324). Schulungen und Informationen zu speziellen Krankheitsbildern, Pflegetätigkeiten, aber auch zu infrastrukturellen Angeboten wie Kurzzeitpflege, Übergangspflege oder Tagesbetreuungsmöglichkeiten sowie Informationen über Hilfsmittel, aber auch zur Selbstpflege können die betroffene Personengruppe entlasten (Perrig-Chiello et al., 2012, S. 224-225).

2.4.1.5 *Reduktion der Doppelbelastung durch Erwerbstätigkeit*

Eine weitere angeführte Herausforderung ist die Doppelbelastung durch Pflegetätigkeit im häuslichen Umfeld bei gleichzeitig bestehender Erwerbstätigkeit. Um beides zu verbinden, wurden bereits eine Reihe von Maßnahmen geschaffen, z.B. Pflegekarenz- oder Pflegeteilzeitmöglichkeiten. Viele Unternehmen sind sich mittlerweile der Wichtigkeit der Unterstützung pflegender Angehöriger bewusst.

Das Bereitstellen von praktischen Informationen, Sensibilisierung und Modelle guter Praxis sind notwendige Maßnahmen für Unternehmen, die diesem Anliegen Rechnung tragen (Nagl-Cupal et al., 2018, S. 240).

2.4.1.6 *Gesprächsführung und Kommunikation*

Abschließend wird noch auf den Themenbereich der Gesprächsführung und Kommunikation Bezug genommen.

Pflegende Angehörige sind durch die bestehende Pflegesituation sehr gefordert und belastet. Sie nehmen eine unterstützende Rolle für ihre pflegebedürftigen Angehörigen ein, sind aber gleichzeitig auch selbst Betroffene. Sie können ihre ethischen Konflikte mit niemandem austragen und haben häufig keine Möglichkeit, ambivalente Gefühle mit einer anderen Person zu besprechen. Neben der bereits genannten Überforderung und Machtlosigkeit kann diese Tatsache auch dazu beitragen, dass pflegende Angehörige durch Gefühle der Angst, Einsamkeit oder Erschöpfung belastet sind.

Aufgrund dieses Wissens lässt sich die Notwendigkeit der Gesprächsführung und Kommunikation mit pflegenden Angehörigen im mobilen Pflegesetting schlussfolgern. Bessere Information, Fachwissen und Gespräche über Unterstützungsmöglichkeiten geben Betroffenen nicht nur Sicherheit, sondern können Herausforderungen reduzieren und ein möglicher Entlastungsbedarf kann frühzeitig erkannt und geäußert werden (Perrig-Chiello et al., 2012, S. 224-225; Kunz, 2020, S. 61-62).

Folglich wird es zukünftig eine der vordergründigen Aufgaben im pflegerischen und sozialen Bereich sein, die Personengruppe der pflegenden Angehörigen zu begleiten, zu unterstützen und Entlastungsmöglichkeiten aufzuzeigen. Damit wird der Berufsgruppe der professionellen Pflege, speziell im mobilen Pflegesetting, eine zentrale Rolle in der Angehörigenarbeit zuteil, was auf den intensiven Kontakt mit Pflegebedürftigen und deren Angehörigen zurückzuführen ist (Büker, 2015, S. 17).

2.4.2 Das dynamische Modell der Angehörigenpflege und Angehörigenbetreuung

Vor dem Hintergrund der Unterstützungs- und Entlastungsmöglichkeiten bietet das dynamische Modell der Angehörigenpflege und -betreuung aus Sicht von Scheidegger et al. (2019) eine Möglichkeit für pflegerisches und soziales Fachpersonal, bestmögliche Entlastung und Unterstützung für pflegende Angehörige zu erwirken.

Zwei komplexe Lebensereignisse (Transitionen) stehen in diesem Modell im Fokus. Es geht um die „Aneignung der Rolle“ als pflegende Angehörige und um die „Entlastung“ dieser Personengruppe. Beim Gestalten von Interventionen sind komplexe dynamische Wechselwirkungen zwischen den beiden Transitionen zu beachten (Scheidegger et al., 2019, S. 318).

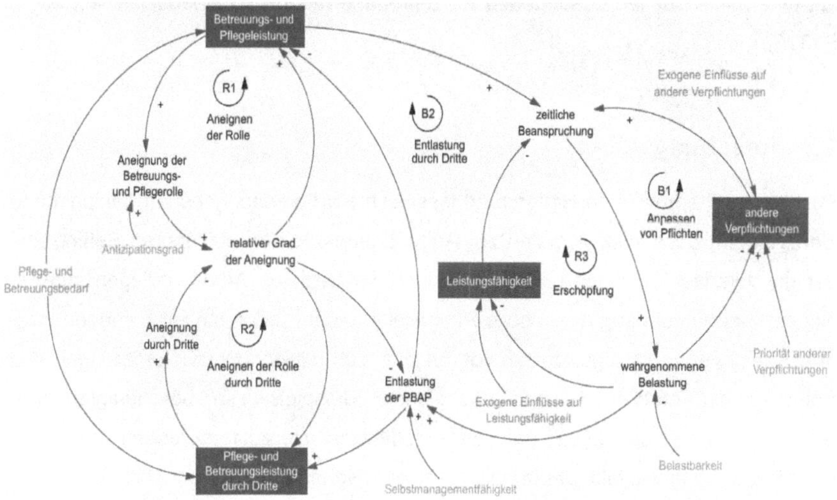

Abbildung 3: Dynamisches Modell der Angehörigenpflege nach Scheidegger et al. (2019)

Analog zu diesem Modell lassen sich strategische Leitlinien für die Entwicklung von Pflege- und Betreuungssituationen ableiten, indem der Blick auf zeitlich voneinander entfernte Ursachen geschärft wird. Eine wesentliche Rolle spielt hier der Prozess der Rollenaneignung von pflegenden Angehörigen. In diesem Prozess werden entscheidende Weichen hinsichtlich der Selbstmanagementfähigkeit von pflegenden Angehörigen gestellt. Eine frühzeitige Begleitung durch Pflegepersonal empfiehlt sich dahingehend, weil die Aspekte der Rollenaneignung ins Verhältnis zu den Selbstmanagementressourcen gesetzt werden sollten.

Entwickelt sich beispielsweise die Rollenaneignung zu stark und schnell und gleichzeitig die Selbstmanagementfähigkeit schwach ausgeprägt, sind Maßnahmen zur Stärkung der Selbstmanagementfähigkeit zu forcieren und die Rollenaneignung zu relativieren.

Dieses dynamische Modell bietet Pflegepersonen die Möglichkeit bzw. eine Hilfestellung, die langfristige Perspektive für pflegende Angehörige im Auge zu behalten. Abschließend wird noch betont, dass das vorgestellte Modell mögliche Entwicklungsmuster aufzeigt, aber keine Prognosen für Einzelfälle zeigt. Daher ersetzt es keinesfalls die Expertise von Pflegepersonen, welche den Fokus immer auf einen individuellen Lösungsweg für Betroffene legen (Scheidegger et al., 2019, S. 325).

2.5 Forschungslücke

Vor diesem theoretischen Hintergrund lässt sich ein Forschungsbedarf dahingehend identifizieren, dass zwar Arbeiten zur Angehörigenarbeit im stationären Setting aus der psychiatrischen Pflege und dem Bereich der Sozialen Arbeit vorliegen, aber in diesem Zusammenhang das mobile Pflegesetting kaum erforscht ist. Es liegen zwar bereits einige Forschungsarbeiten vor, welche sich mit den Herausforderungen und Spezifika der mobilen Pflege beschäftigen. Beispielsweise beschäftigten sich Nöhammer & Popp (2022) mit den vielfältigen Herausforderungen und dem komplexen Tätigkeitsfeld der mobilen Pflege (Nöhammer & Popp, 2022, S. 27). Ebenso ist die Handlungsfähigkeit zum Zeitpunkt des Berufseinstiegs (Practice Readiness) im Pflegebereich immer wieder Thema von Untersuchungen (Halbmayr-Kubicsek, 2021, S. 26).

Der Schwerpunkt dieser Arbeiten liegt aber im Tätigkeitsfeld des gehobenen Dienstes für Gesundheits- und Krankenpflege. Zu den Berufsgruppen der Pflegefachassistenz und Pflegeassistenz im mobilen Setting, welche einen wesentlichen Teil des multiprofessionellen Teams darstellen und daher vorrangig im unmittelbaren Kontakt zu pflegenden Angehörigen stehen, findet sich aber kaum Literatur.

3 Empirischer Teil

Im empirischen Teil der Arbeit wird auf die angewendete Forschungsmethode genauer eingegangen. Neben der Begründung für die Auswahl des Designs wird auch der Zugang zum Forschungsfeld dargelegt. Konkret beinhaltet dieses Kapitel Informationen zum Sample, zur Datenerhebung und Datenauswertung sowie zu den Gütekriterien und forschungsethischen Prinzipien der vorliegenden Arbeit.

3.1 Beschreibung des methodischen Verfahrens

Für den empirischen Teil der vorliegenden Arbeit zeigt sich eine qualitative Methodik deshalb geeignet, da dieser Forschungsansatz die Perspektive für das subjektive und individuelle Empfinden öffnet (Mayer, 2022, S. 125). Die mündliche Befragung wurde als teilstandardisiertes Einzelinterview durchgeführt. Diese Art von Interview wird mit Hilfe eines im Vorfeld erstellten Interviewleitfadens durchgeführt. Dieser Leitfaden beinhaltet wesentliche Aspekte zum thematischen Kontext, welche zuvor durch eine umfassende Literaturrecherche erhoben wurden. Der vorliegende Interviewleitfaden beinhaltet ausformulierte Fragen zu zentralen Themen der Arbeit. Die forschende Person nimmt in der Durchführung des Interviews grundsätzlich eine passive Rolle ein, regt jedoch durch Nachfragen oder Zwischenfragen zur Vertiefung der Erzählinhalte an (Mayer, 2022, S. 224-225).

Die vorliegende Arbeit verwendet teilstandardisierte Einzelinterviews mit Pflegepersonen, welche in der extramuralen Pflege tätig sind. Die in diesem Setting erhobenen Daten liefern die Grundlage für den empirischen Teil dieser Forschungsarbeit. Die Rekrutierung der interviewten Personen erfolgte direkt über die jeweilige Dienstleistungseinrichtung bzw. Pflegeorganisation. Transkribiert wurden die Daten nach den Transkriptionsregeln von Lamnek & Krell (2016) und die Datenauswertung erfolgte mit Hilfe einer qualitativen Inhaltsanalyse nach Mayring (2022), da diese ein Auswertungsverfahren darstellt, welches das vorliegende Textmaterial regelgeleitet und systematisch analysiert.

3.1.1 Forschungsdesign

Pflegende richten ihre Interventionen immer auf den ganzheitlichen Menschen sowie sein soziales Umfeld aus, was nur möglich ist, wenn auch Wissen über Erfahrungen, Normen und Werte generiert wird. Hinsichtlich der vorliegenden Forschungsfrage erscheint dieser Ansatz als passend, um analog einer wissenschaftlichen Herangehens- und Betrachtungsweise das individuelle Erleben ins Zentrum dieser Arbeit zu rücken. Dieser Forschungsansatz öffnet die Perspektive für das subjektive und individuelle Empfinden (Mayer, 2022 ,S. 125).

Eine quantitative Methode würde im vorliegenden Fall die Forschungsfrage nur in einem unzureichenden Ausmaß beantworten, sodass keine umfassenden Erkenntnisse zu erwarten wären. Der Vorteil bei quantitativen Messmethoden ist jedoch die Möglichkeit, große Datenmengen zu erheben, wobei die „soziale Wirklichkeit" unentdeckt bleibt, welche jedoch für die vorliegende Forschungsfrage relevant ist (Lamnek, 2005, S. 335).

Folglich bilden die Literaturrecherche und die qualitative Herangehensweise den methodischen Rahmen für die vorliegende Arbeit. Es bietet sich dadurch die Möglichkeit, die bereits erwähnte „soziale Wirklichkeit" und die „natürliche Lebenswelt" im alltäglichen beruflichen Umfeld der Interviewpartner/innen zu erforschen. Dadurch können Sichtweisen und Einstellungen zur „Arbeit mit pflegenden Angehörigen im mobilen Setting" erfasst und eine bessere und verständlichere Erhebung von alltäglichen Berufserfahrungen ermöglicht werden.

3.1.2 Gütekriterien

Folgende Gütekriterien der qualitativen Sozialforschung nach Philipp Mayring fanden in der vorliegenden Arbeit Berücksichtigung (Mayring, 2023, S. 122-126):

3.1.2.1 Verfahrensdokumentation

Um die intersubjektive Nachvollziehbarkeit des Forschungsprozesses zu gewährleisten, muss dieser detailliert dokumentiert werden. Diesem Gütekriterium wird in der vorliegenden Arbeit Rechnung getragen, indem der Forschungsprozess offengelegt und erläutert wird. Dazu wird auch das Erhebungsinstrument (Leitfaden) von der Verfasserin im Anhang zur Verfügung gestellt (Mayring, 2023, S. 122-126).

3.1.2.2 Argumentative Interpretationsabsicherung

Alle aus qualitativen Studien resultierenden Interpretationen müssen für andere Forschende nachvollziehbar und begründet sein. Die Analyse und Interpretation der interviewten Personen erfolgt in der vorliegenden Arbeit durch eine strukturierte und kategorisierte Vorgehensweise, wodurch sich jede qualitative Forschung definiert. Dies erfordert einerseits ein adäquates Vorverständnis sowie andererseits die Schlüssigkeit jeder einzelnen Interpretation (Mayring, 2023, S. 122-126). Für die vorliegende Arbeit wird dazu die qualitative Inhaltsanalyse nach Philipp Mayring angewendet, welche auf Kategorien und Unterkategorien mit den entsprechenden Interpretationen beruht.

3.1.2.3 Regelgeleitetheit

Die Festlegung von Regeln für die Auswertung erfolgte bereits im Vorfeld. Daher war es wesentlich, zu Beginn des Forschungsvorhabens die Ablaufprozesse der Untersuchung festzulegen. Abweichungen im Rahmen des Forschungsprozesses sind möglich, müssen jedoch begründet werden (Mayring, 2023, S. 122-126). Wie im Kriterium zuvor sichert das Vorgehen der qualitativen Inhaltsanalyse auch die Regelgeleitetheit in der vorliegenden Arbeit.

3.1.2.4 Nähe zum Gegenstand

Um einen hohen Erkenntnisgewinn durch die Studie zu erreichen, war es in der vorliegenden Arbeit erforderlich, die befragten Personen so nah wie möglich in ihrer alltäglichen Lebenswelt zu erforschen. Dadurch können auch Lösungen für soziale Probleme besser erforscht und analysiert werden (Mayring, 2023, S. 122-126). Um eine Objektivität im gesamten empirischen Prozess gewährleisten zu können, wurde es den Interviewpartner/innen auch freigestellt, an welchem Ort die Interviews durchgeführt werden, um eine möglichst authentische Gesprächssituation sicherstellen zu können.

3.1.2.5 Kommunikative Validierung

Die Ergebnisse konnten in dieser Arbeit durch eine gemeinsame Diskussion zwischen Forscher/in und befragten Personen auf ihre Gültigkeit überprüft werden. Eine gewisse Gültigkeit ist gegeben, wenn die erarbeiteten Ergebnisse von den Befragten bestätigt werden. Somit kann daraus geschlossen werden, dass die gewonnenen Erkenntnisse eine gewisse Gültigkeit besitzen (Mayring, 2023, S. 122-126). Im Anschluss an die Interviews wurde zu den transkribierten Interviews nochmal ein Feedback von den befragten Personen eingeholt, um eine Validierung gewährleisten zu können.

3.1.2.6 Triangulation

Der Begriff der Triangulation bezeichnet ein Verfahren, bei dem für eine Fragestellung unterschiedliche Lösungswege eruiert und die Ergebnisse anschließend miteinander verglichen werden. Dies kann durch die Einbeziehung mehrerer Analysevorgänge bzw. -ansätze erfolgen, wodurch sich die Qualität der Forschung erhöht. Der Vergleich verschiedener Meinungen, Theorien und/oder Methoden ermöglicht die Generierung unterschiedlicher Lösungsansätze (Mayring, 2023, S. 122-126). Um den Fokus der Verfasserin hinsichtlich der Interpretation der Ergebnisse zu erweitern, bildeten Feedbackgespräche mit der Betreuungsperson, aber auch Gespräche mit Kolleg/innen den Rahmen dafür.

3.1.3 Beschreibung des Auswahlverfahrens

Der Begriff Sampling oder Stichprobe bezeichnet die Auswahl der zu befragenden Personen, die im Hinblick auf bestimmte Merkmalsausprägungen einen Teil der zu untersuchenden Grundgesamtheit darstellen. Der Begriff Grundgesamtheit bezeichnet in diesem Kontext die Menge aller Elemente, die die betreffenden spezifischen Kriterien erfüllen. Im Falle einer nicht vollständigen Befragung aller Elemente der Grundgesamtheit, wie sie bei einer Vollerhebung stattfände, ist das Ziehen einer Stichprobe erforderlich. Dieser Auswahlprozess beinhaltet die Selektion bestimmter Subjekte aus der Gesamtheit aller Individuen, die die Grundgesamtheit im Hinblick auf die spezifischen Merkmalsausprägungen repräsentieren, für die Datenerhebung (Misoch, 2019, S. 199).

Für die vorliegende Arbeit wurden folgende grundsätzliche Überlegungen zur Gewinnung von Interviewpartner/innen im Anschluss an die systematische Literaturrecherche, hinsichtlich einer Beantwortung der Forschungsfrage, angestellt (Bogner et al., 2014, S. 34-35).

Pflegepersonen, welche im mobilen Pflege- und Betreuungssetting tätig sind, erschienen der Verfasserin als passende Teilnehmer/innen in diesem Setting, da sie erwartungsgemäß über das erforderliche Erfahrungswissen im Bereich der Forschungsthematik verfügen.

Die Auswahl von Personen aus dem Berufsfeld der Pflegeassistenz und Pflegefachassistenz lässt sich dahingehend argumentieren, weil diese Berufsgruppen unmittelbare Zielgruppe der Forschungsfrage sind.

Bei der Auswahl der Teilnehmer/innen handelte es sich auch um Personen, welche der Berufsgruppe des gehobenen Dienstes für Gesundheits- und Krankenpflege angehören. Begründen lässt sich die Auswahl von Personen aus dem gehobenen Dienst für Gesundheits- und Krankenpflege dahingehend, dass die Sicht dieser Berufsgruppe auf die Angehörigenarbeit im mobilen Pflegesetting wichtige Auskünfte über die Thematik geben kann, aus welcher sich Herausforderungen für die Berufsgruppe der Pflegeassistenzberufe identifizieren lassen.

Die Rekrutierung der interviewten Personen erfolgte über die jeweilige Dienstleistungseinrichtung bzw. Pflegeorganisation. Die Kontaktaufnahme erfolgte daraufhin mit der regionalen Pflegedienstleitung für das gesamte Mostviertel und folglich mit den unmittelbaren Führungskräften vor Ort, welche den Kontakt zu den entsprechenden Pflegemitarbeiter/innen herstellten. Hierfür wurde ein Informationsschreiben über das geplante Forschungsvorhaben ausgehändigt, in welchem interessierte Mitarbeiter/innen gebeten werden, mit der Verfasserin der Arbeit Kontakt aufzunehmen.

Gläser & Laudel (2010) raten von einer Befragung bekannter Kolleg/innen oder Freund/innen ab, da durch solch ein Vorgehen die Gefahr eines Bias nicht ausgeschlossen werden kann. Die Interviewsituation kann durch bestehende persönliche Beziehungen dahingehend verändert werden, dass folglich von den interviewten Personen andere Antworten zu erwarten sind (Gläser & Laudel, 2010, S. 118).

Für die vorliegende Arbeit wurden acht Pflegepersonen rekrutiert, welche in einer mobilen Pflegedienstleistungseinrichtung im Mostviertel tätig sind. Die befragten Personen sind in den Berufsgruppen des gehobenen Dienstes für Gesundheits- und Krankenpflege, der Pflegeassistenz und der Pflegefachassistenz tätig. Der Beginn dieser Tätigkeit im mobilen Setting liegt bei allen Interviewteilnehmer/innen mindestens zwei Jahre zurück. Unter den Befragten befanden sich 7 weibliche Mitarbeiterinnen und 1 männlicher Mitarbeiter. Das Alter der befragten Personen lag zwischen 23 und 48 Jahren.

3.1.4 Beschreibung des Feldzugangs

Nach der Kontaktaufnahme mit den Interviewteilnehmer/innen erfolgte ein telefonisches Vorgespräch, welches als erstes Kennenlernen anzusehen war. Die befragten Personen wurden in diesem Gespräch über den konkreten Themenschwerpunkt informiert und als Folge dieses Telefonates wurde ein weiterer Termin für das Interview vereinbart. Dieses Interview wurde anschließend, nach Wunsch der Interviewteilnehmer/innen, in der Dienstleistungseinrichtung der mobilen Dienste vor Ort oder am Bildungscampus Mostviertel durchgeführt. Alle Gespräche wurden mittels eines Audioaufnahmegerätes aufgezeichnet und dauerten zwischen 20 und 41 Minuten.

3.1.5 Beschreibung des Erhebungsinstrumentes

Teilstandardisierte Einzelinterviews mit Pflegepersonen, welche in der extramuralen Pflege tätig sind, lieferten die Daten zur Forschungsarbeit. Die qualitative Befragung wurde mit Hilfe eines Interviewleitfadens durchgeführt. Dieser wurde im Vorfeld analog der Ergebnisse aus einer umfassenden Literaturrecherche erstellt und ist gekennzeichnet durch offene Fragestellungen. Das Führen von Einzelinterviews führt methodisch in der Regel dazu, dass die Erfahrungen und subjektiven Wahrnehmungen der befragten Personen zu einem bestimmten Problemkomplex erfasst werden können. Freie und spontane Meinungsäußerungen im Rahmen eines Interviews, aber auch nonverbale Signale und unbekannte Sachverhalte der interviewten Personen können wahrgenommen werden. Nachfragetechniken zu bestimmten Aspekten ermöglichen es im Gespräch, immer detaillierter auf die Problematik bzw. Thematik einzugehen und mögliche Unklarheiten zu klären. Dazu finden auch subjektive Sichtweisen Beachtung und es besteht die Möglichkeit, ggf. Unklarheiten im Rahmen der Interviews durch Nachfragen zu klären (Atteslander, 2008, S. 121-131).

3.1.5.1 Entwicklung des Interviewleitfadens

Ein Interviewleitfaden stellt für die Forscher/innen eine Gedächtnisstütze dar. Ebenso beinhaltet er vorgefertigte Formulierungshilfen für konkrete Fragestellungen, damit eine Übersichtlichkeit der Themenschwerpunkte gegeben ist.

Der Leitfaden der vorliegenden Arbeit hilft bei der Fokussierung auf vorab eingegrenzte Themen, welche das Ziel der Forschungsarbeit bilden. Es geht bei dieser Vorgehensweise nicht um das Rekonstruieren von individuell Erlebtem, sondern vielmehr um eine Informationsgewinnung durch die Befragung. Dennoch lässt der vorliegende Leitfaden eine sehr offene Gesprächsführung zu, um die Erhaltung der Grundprinzipien qualitativer Forschung zu gewährleisten (Mayer, 2022, S. 229). Auch Gläser & Laudel (2010, S.41) betonen, dass das halbstandardisierte Interview zwar eine vorgegebene Fragestellung, aber keine Antwortmöglichkeiten beinhalten soll.

Beim Aufbau des Interviewleitfadens betont Mayer drei Gliederungsphasen (Mayer, 2022, S. 239):

1. **Die Einstiegsphase** – diese stellt den Gesprächsbeginn dar und beinhaltet die sogenannte „Eisbrecherfrage". In der vorliegenden Arbeit wird danach gefragt, was für die Interviewpartner/innen die Arbeit in der mobilen Pflege charakterisiert.

2. **Die Hauptphase** – diese beinhaltet die eigentliche Erzählphase. Fragen nach der Themenproblematik finden sich in diesem Teil. Weiters ermöglicht dieser Teil der Gesprächsphase auch ein etwaiges Nachfragen. Der verwendete

Leitfaden enthält drei Themenfelder, welche sich auf die pflegenden Angehörigen, die Angehörigenarbeit im mobilen Setting und die Herausforderungen im Rahmen dieser Tätigkeit fokussieren.

3. **Die Abschlussphase** – wird häufig mit einer offenen Fragestellung eingeleitet und beinhaltet weitere Angaben zur Person, die Danksagung und eine Klärung der weiteren Vorgehensweise. Diese Phase wurde im Leitfaden mit der Frage, ob es noch etwas gibt, was die Interviewpartner/innen als besonders wichtig zur Thematik erachten und dies noch mitgeben möchten, eingeleitet. Abschließend erfolgten die Danksagung und die Klärung der weiteren Vorgehensweise.

3.1.5.2 Probeinterview/Pretest

Das Probeinterview wurde mit einer Pflegeperson aus dem gehobenen Dienst der Gesundheits- und Krankenpflege durchgeführt, welche seit über fünf Jahren im Setting der mobilen Pflege tätig ist. Im Rahmen dieses Pretests wurde eine Frage modifiziert, da es zu Missverständnissen in der Formulierung gekommen war.

3.1.6 Durchführung der Befragung

Die Interviews, welche die Grundlage für den empirischen Teil der vorliegenden Arbeit lieferten, wurden zwischen dem 27.08.2024 und dem 25.09.2024 durchgeführt. Insgesamt erklärten sich acht Personen bereit, am Interview teilzunehmen. Vor Beginn der Befragung wurde eine Einwilligung zum Datenschutz, zur Anonymität und zur Weiterbearbeitung der Daten eingeholt und von den befragten Personen schriftlich bestätigt. Das entsprechende Dokument dazu ist im Anhang ersichtlich.

Eine detaillierte Beschreibung der teilnehmenden Personen ist in der nachfolgenden Tabelle ersichtlich. Um die Anonymität gewährleisten zu können, werden die Teilnehmer/innen mit dem Pseudonym IW01-IW08 dargestellt.

Tabelle 2: Beschreibung der teilnehmenden Personen

Teilnehmer/innen	Beschreibung
IW01	Berufsausbildung – Pflegeassistenz; 42 Jahre; weiblich; 13 Jahre Berufserfahrung und davon 3 Jahre in der mobilen Pflege;
IW02	Berufsausbildung – gehobener Dienst für Gesundheits- und Krankenpflege; 36 Jahre; weiblich; 16 Jahre Berufserfahrung und davon 2 Jahre in der mobilen Pflege;
IW03	Berufsausbildung – gehobener Dienst für Gesundheits- und Krankenpflege; 27 Jahre; weiblich; 7 Jahre Berufserfahrung und davon 2 Jahre in der mobilen Pflege;
IW04	Berufsausbildung – Pflegeassistenz; 23 Jahre; weiblich; 2 Jahre Berufserfahrung und davon 2 Jahre in der mobilen Pflege;
IW05	Berufsausbildung – gehobener Dienst für Gesundheits- und Krankenpflege; 35 Jahre; weiblich; 11 Jahre Berufserfahrung und davon 4 Jahre in der mobilen Pflege;
IW06	Berufsausbildung – Pflegefachassistenz; 26 Jahre; weiblich; 7 Jahre Berufserfahrung und davon 7 Jahre in der mobilen Pflege;
IW07	Berufsausbildung – Pflegefachassistenz; 30 Jahre; weiblich; 2 Jahre Berufserfahrung und davon 2 Jahre in der mobilen Pflege;
IW08	Berufsausbildung – gehobener Dienst für Gesundheits- und Krankenpflege; 48 Jahre; männlich; 27 Jahre Berufserfahrung und davon 3 Jahre in der mobilen Pflege;

Nach dem telefonischen Erstkontakt erhielten die Teilnehmer/innen im Vorfeld zum eigentlichen Interview ein Informationsschreiben zur geplanten Forschungsarbeit und als weiteres Dokument eine Einwilligungserklärung per E-Mail. Diese Dokumente enthielten eine Aufklärung über die Datenschutzbestimmungen, die Einhaltung der

Anonymität und über die Freiwilligkeit der Teilnahme im Sinne der forschungsethischen Prinzipien. Eine zusätzliche bzw. wiederholte Aufklärung erfolgte unmittelbar vor dem Interview durch die Verfasserin. Mittels Audioaufnahmegerät wurden die Gespräche aufgezeichnet und unmittelbar nach Beendigung des Interviews wurden von der Verfasserin Notizen zur persönlichen Wahrnehmung während des Gespräches gemacht.

3.1.7 Forschungsethik

Gemeinsames Ziel der Sozialwissenschaft ist es, die Rechte und Interessen jener Personen zu wahren, welche im Rahmen von empirischen Untersuchungen durch ihre Mitarbeit die Forschungstätigkeiten unterstützen. Jeder wissenschaftlichen Tätigkeit müssen ethische Grundsätze der Gesellschaft zugrunde liegen. Folgende Schwerpunkte lassen sich nach Gläser & Laudel (2010) ableiten:

- Personen, welche in eine sozialwissenschaftliche Untersuchung auf unterschiedliche Weise eingezogen werden, dürfen keinen Schaden aus dieser Tätigkeit ziehen. Die Teilnahme basiert auf dem Prinzip der Freiwilligkeit und eine freiwillige Teilnahme an der Untersuchung muss gegeben sein. Dieser Entscheidung muss eine ausführliche Information vorausgehen. Die Verfasserin hat im Vorfeld der Interviews zur Aufklärung über die Freiwilligkeit der Teilnahme auch ein Informationsschreiben aufgesetzt, welches im Anhang der Arbeit ersichtlich ist.
- Hinsichtlich des Verhaltens von Forscher/innen wird angemerkt, dass diese sich verpflichten, öffentliche Berichte über ihre Forschungstätigkeit wahrheitsgetreu darzustellen. Betont wird in diesem Zusammenhang noch die Offenlegung von Auftraggeber/innen und etwaigen Finanzierungsquellen.

3.1.8 Datenaufbereitung und –dokumentation

Als einen ersten Schritt für die Aufbereitung der erhobenen Daten beschreibt Mayring (2023) die vollständige Texterfassung durch eine wörtliche Transkription, welche im Rahmen der vorliegenden Arbeit unmittelbar nach jedem Interview erfolgte (Mayring, 2023, S. 77-78).

Die erhobenen Daten wurden in Anlehnung an die Transkriptionsregeln von Lamnek & Krell (2016) transkribiert, welche auch im Anhang ersichtlich sind. Ein Transkriptionsprogramm fand keine Anwendung, da dieses aufgrund der Sprachgegebenheiten (regionaler Dialekt) ein umfangreiches Nachbessern bzw. Ausbessern erfordert hätte. Im Rahmen der Transkription erfolgte eine leichte Glättung der Interviews, bei ansonsten üblicher Schriftsprache (Bogner et al., 2014, S. 42) und die notwendige Anonymisierung der Daten.

3.1.9 Darstellung der Analyse-/Auswertungsstrategie

Mayer (2022, S. 298-300) beschreibt die Analyse der erhobenen Daten als einen flexiblen Prozess, bei dem es vorrangig um die Transparenz, aber auch um eine reflektierte Haltung im Umgang mit dem Forschungsmaterial geht.

Die qualitative Inhaltsanalyse nach Mayring (2022) als Auswertungsstrategie ermöglicht, die erhobenen Inhalte regelgeleitet und systematisch zu analysieren. Dabei ist die Forschungsfrage entweder am Inhalt des Materials orientiert oder es handelt sich um eine evaluative Fragestellung.

Eine induktive Vorgehensweise ermöglicht die Beantwortung von theoriegeleiteten Fragestellungen, hingegen kann durch eine deduktive Vorgehensweise eine Fragestellung beantwortet werden, welche konkreter gefasst ist und auf einer engen Theoriebasis aufbaut (Ruhr-Universität Bochum, 2024).

Die vorliegende Arbeit verwendet in diesem Zusammenhang eine deduktive Kategorienbildung. Während bei der induktiven Kategorienbildung nach Mayring (2022) eine Entwicklung des Kategoriensystems aus den vorliegenden Daten erfolgt, wird bei der deduktiven Kategorienbildung bereits im Vorfeld ein Kategoriensystem entwickelt und die erhobenen Daten werden dann mit Hilfe dieses Kategoriensystems strukturiert.

Konkret wurden in einem ersten Schritt acht Kategorien aus dem theoretischen Hintergrund auf Basis einer umfassenden Literaturrecherche definiert. Im Rahmen der Materialbearbeitung wurde folglich nach relevanten Textstellen gesucht und eindeutig kodierbare Passagen wurden sogleich als Ankerbeispiele in den Kodierleitfaden aufgenommen. Die abschließend aufgestellten Kodierregeln dienen als Abgrenzungsregeln zwischen den Kategorien und müssen genau definiert bzw. formuliert werden (Mayring, 2022, S. 96-99).

Tabelle 3: Kategoriensystem für die Datenauswertung (eigene Darstellung)

Kategorie	Definition	Ankerbeispiel	Kodierregel
K1: Herausforderungen für pflegende Angehörige im häuslichen Setting	Beschreibung der möglichen Herausforderungen für pflegende Angehörige aus Sicht der professionell Pflegenden.	*„Einfach Überforderung [!] […] du bekommst nicht die Auskünfte, die du brauchen würdest. […] Also da erfährt man aber auch nichts Konkretes, wenn man nicht selber nachhackt, oder wenn man nicht eine Organisation hat, die dann sagt schaut, so und so machen wir das jetzt." (IW04, Z27-32)*	Beinhaltet alle Aspekte, welche die Herausforderungen von pflegenden Angehörigen im häuslichen Setting aus Sicht der professionell Pflegenden betreffen.
K2: Anzeichen für einen Unterstützungs- oder Entlastungsbedarf beim pflegenden Angehörigen	Beschreibung, auf welche Anzeichen professionell Pflegende besonders achten, um einen Unterstützungs- oder Entlastungsbedarf frühzeitig zu erkennen.	*„Naja, also ich schaue mir auf jeden Fall die Umgebung an […] wie schauts in der Wohnung aus, wie ist die Kommunikation […] also wie reagieren die Angehörigen auf mich und dann noch, wie ist die Kommunikation zwischen Angehörigen und Kunde." (IW02, Z 74-77)*	Hier finden sich Beobachtungen und Äußerungen, welche aus Sicht der professionell Pflegenden auf einen notwendigen Unterstützungs- oder Entlastungsbedarf schließen lassen.
K3: Angehörigenarbeit allgemein	Beschreibung, was professionell Pflegende ganz allgemein unter	*„Herausforderung [!] In jeglicher Hinsicht Herausforderung […]*	Beinhaltet das Verständnis von Angehörigenarbeit,

	dem Begriff Angehörigenarbeit verstehen.	*aber auch eine Bereicherung und ein Gewinn. Man kann mit Hilfe der Angehörigen die Eigenheiten der Kunden ganz anders erfassen." (IW02, Z 110-113)*	ganz allgemein, aus Sicht der Pflegepersonen.
K4: Erwartungen an die Zusammenarbeit seitens der professionell Pflegenden	Beschreibung der Erwartungshaltung von professionell Pflegenden hinsichtlich der Zusammenarbeit mit pflegenden Angehörigen.	*„Ein wünsch wäre natürlich, dass die ganze Zusammenarbeit gut läuft, dass man sich auch gut austauschen kann, aber das ist halt leider nicht immer so." (IW04, Z 62-64)*	Beinhaltet wesentliche Faktoren, welche aus Sicht der professionellen Pflege bei der Zusammenarbeit mit pflegenden Angehörigen wünschenswert wären.
K5: Settingbedingte Unterschiede in der Angehörigenarbeit	Beschreibung der settingbedingten Unterschiede hinsichtlich Angehörigenarbeit aus Sicht der professionellen Pflege.	*„Ganz [!] anders. Weil im Spital […] da wird man operiert und geht nach drei Tagen heim. […] Im Pflegeheim da haben die Angehörigen ein ewig schlechtes Gewissen […] und in der Hauskrankenpflege, da sind sie dann schon dankbar, dass wir kommen." (IW01, Z137-143)*	Umfasst Punkte zu den settingbedingten Unterschieden in der Angehörigenarbeit aus Sicht der professionellen Pflege.
K6: Herausforderungen der Angehörigenarbeit aus Sicht der Pflege	Beschreibung möglicher Herausforderungen, welche die Angehörigenarbeit in der mobilen Pflege aus	*„Ja, dass sie diese Form der Pflege überhaupt einmal zulassen […] dass sie nicht glauben, sie müssen uns alles*	Beinhaltet Aspekte der Herausforderung, welche von professionell Pflegenden im Rahmen der

	Sicht der Pflegepersonen mit sich bringt.	*erklären. Dass sie auch die ganze Zeit da sind und schauen, dass ja alles passt und richtig ist, was wir machen." (IW04, Z83-86)*	Angehörigenarbeit empfunden wird.
K7: Chancen der Angehörigenarbeit aus Sicht der Pflege	Beschreibung möglicher Chancen für pflegende Angehörige und Pflegepersonen, welche die Angehörigenarbeit in der mobilen Pflege aus Sicht der Pflegepersonen mit sich bringt.	*„Chancen, die ich sehe sind, dass man einfach ein wahnsinns Versorgung für die Kunden aufbauen kann. [...] Ich sehe auch Chancen, dass die Pflege und Betreuung optimiert wird, [...] dass es uns gut geht und dass wir gut pflegen können und dass es auch den Kunden gut geht und die pflegenden Angehörigen einmal zwei Stunden durchatmen können." IW03, Z167-175)*	Beinhaltet mögliche Chancen, welche von professionell Pflegenden, im Rahmen der Angehörigenarbeit gesehen werden.
K8: Entwicklungsbedarf der Angehörigenarbeit aus Sicht der Pflege	Beschreibung eines möglichen Handlungsbedarfes, welcher zu einer Verbesserung der Situation pflegender Angehöriger führen kann.	*„Also man muss sie einfach viel einbeziehen [...] aber es wäre zum Beispiel cool, wenn die pflegenden Angehörigen noch andere Anlaufstellen bekommen würden, die dann noch mehr Bescheid wissen. Weil so wird immer das*	Beinhaltet Aspekte eines möglichen Entwicklungsbedarfes, welcher von professionell Pflegenden im Rahmen der Angehörigenarbeit erkannt wird.

		Büro oder wir draußen traktiert, und das Telefon läuft heiß. [...] Es wäre super, wenn man noch mehr Informationen von der Öffentlichkeit bekommt." (IW02, Z 209-215)	

3.2 Ergebnisdarstellung

In diesem Kapitel werden die Ergebnisse der erhobenen Daten dargestellt. Um die Zuordnung zu den deduktiv gewählten Kategorien zu gewährleisten, erfolgt die Ergebnisdarstellung entsprechend dem Kategoriensystem.

3.2.1 Kategorie I: Herausforderungen für pflegende Angehörige

Während die Rolle der pflegenden Angehörigen als sehr wichtig eingestuft wurde, birgt sie auch eine Reihe von Herausforderungen, welche von den Interviewpartner/innen einheitlich als sehr fordernd und schwierig eingeschätzt wurden. Neben der körperlichen Herausforderung wurde auch die psychische Herausforderung mehrfach genannt.

> *„(...) wenn wir die Angehörigen nicht hätten, dann hätten wir in der Pflege ein massives Problem." (IW07; Z 32-33)*
>
> *„Ja allgemein eben sehr schwierig [die Rolle der pflegenden Angehörigen; Anmerkung der Verfasserin] [!]." (IW02, Z 18)*
>
> *„Sehr schwierig und sie sind teilweise komplett [!] überfordert." (IW01, Z 22)*
>
> *„Das ist körperlich und psychisch sicher eine große Herausforderung." (IW05, Z 56-57)*

Pflegende Angehörige haben ein anderes Nähe- und Distanzverhältnis zur häuslichen Pflegesituation und natürlich auch zur pflegebedürftigen Person selbst. Sie können sich meist nicht aus der Situation herausnehmen und daher fällt es Betroffenen meist auch sehr schwer, den eigenen Blickwinkel zu verändern. Die daraus resultierende Überforderung ist somit eine direkte Folge von persönlicher Betroffenheit, welche auf die enge Beziehung zur pflegebedürftigen Person zurückzuführen ist.

> *„Weil sie als pflegender Angehöriger eine ganz andere Distanz zur Situation haben [...] sie haben ein ganz anderes Blickfeld [...] und können sich selber nicht aus der Situation herausnehmen." (IW02, Z19-23)*
>
> *„Es kommt viel schneller zu einer Überforderung aufgrund dieser engen[!] Beziehung [zu einem Familienangehörigen; Anmerkung der Verfasserin] [...] und ich glaube dass es genau das dann auch schwierig macht." (IW02, Z 25-27)*
>
> *„Sie sind halt selber auch immer sehr betroffen von der ganzen Situation." (IW06, Z 19-20)*

Pflegende Angehörige fungieren häufig auch als Sprachrohr für pflegebedürftige Personen. Sie gelten als erste Ansprechpartner/innen für die Profession der Pflege oder auch der Medizin. Besonders bei dementiellen Krankheitsbildern stellen sie eine große Hilfe für die genannten Professionen dar. Neben dem Weiterleiten von Informationen im Sinne einer Vermittlerrolle sind sie auch Ansprechpartner für pflegebedürftige Personen bei deren Sorgen und Nöten.

> *„Pflegende Angehörige sind auf jeden Fall Ansprechpersonen für die Klienten." (IW05, Z 20).*
>
> *„Ich finde die Hauptrolle, die der pflegende Angehörige hat, ist die Vermittlerrolle zwischen den Klienten und dem Pflegepersonal. [...] Wenn wir als Beispiel einen schwer dementen, 80 jährigen Herrn nehmen, dann brauchen wir da einfach einen Menschen, der den Betroffenen kennt, der weiß um was es jetzt genau geht und der uns Pflegepersonen weiterleitet, was der Betroffene dann selber einfach nicht[!] mehr sagen kann." (IW07, Z 33-39)*

Neben der Rolle des Sprachrohres haben die pflegenden Angehörigen vor allem auch immer wieder Botendienste zwischen Pflegebedürftigen, Pflegepersonal und ärztlichem Personal zu erledigen. Diese Situation wird als sehr herausfordernd eingeschätzt, weil ein nicht zeitgerecht erledigter Auftrag, wie beispielsweise das Einholen einer ärztlichen Anordnung für den häuslichen Pflegedienst, zu einer Verzögerung der professionellen Pflege führen kann. Als gelungen beschrieben wird diese Zusammenarbeit, wenn die professionelle Arbeit auch im häuslichen Umfeld sichergestellt werden kann.

„Einerseits ganz viele Botendienste und ganz viele organisatorische Sachen [...] dass wir[!] [Pflegepersonal im häuslichen Setting; Anmerkung der Verfasserin] gut arbeiten können." (IW03, Z 15-22]

„Ich schreibe ihnen [den pflegenden Angehörigen; Anmerkung der Verfasserin] auf, was ich brauche [...]." (IW03, Z 40-42)

„Man schreibt Sachen auf, macht sich Gedanken, dann schickt man die Angehörigen dort hin [Arzt; Anmerkung der Verfasserin] [...] und dann wird wieder der Stempel an der falschen Stelle gesetzt [...] und dann sind wir wieder aufgeschmissen und es verzögert sich alles. Dann ist halt die professionelle Pflege wieder weniger professionell, weil nur ein Rädchen nicht richtig läuft." (IW03, Z 44-51)

Als weitere große Herausforderung werden mehrfach eine vorherrschende Unwissenheit und der fehlende Zugang zu notwendigen Informationen genannt. Konkret geht es dabei um fehlende Informationen zu Pflegehandlungen, bürokratische Abläufe, Organisation von Hilfsmitteln oder Medizinprodukten. Ergänzend wird die Unwissenheit über mögliche Hilfs- und Unterstützungsangebote genannt.

Mehrfach wurde auch die fehlende Information über finanzielle Hilfe oder Versicherungsmöglichkeiten für pflegende Angehörige angesprochen. Pflegende Angehörige geben häufig mehr Geld im häuslichen Setting aus als notwendig, aufgrund von Unwissenheit über mögliche Beschaffungs- und/oder Unterstützungsquellen. Dies ist auch zu Beginn einer Betreuung im häuslichen Bereich immer schwierig, da das Vertrauen in die mobilen Pflegekräfte anfangs einfach noch fehlt.

Der Beginn einer Pflegebeziehung im häuslichen Umfeld kommt immer einem großen Eingriff in die Intims- und Privatsphäre von pflegebedürftigen Personen, aber auch deren pflegenden Angehörigen gleich.

„[...] das ganze Bürokratische noch dazu. Es ist oft undurchsichtig, die Leute kennen sich nicht aus und wissen dann nicht genau „Wo soll ich jetzt hingehen?", „Wie soll ich das jetzt machen?", Wieviel kostet mir das?" [...] und das sind dann oft ganz heikle Themen, da wo man dann als pflegender Angehöriger mit wildfremden Personen über sein Geld reden muss. [...] ich denke, dass ist wirklich für viele Leute ganz schwierig" (IW02, Z 51-61)

„Ganz viel Unwissenheit über Möglichkeiten betreffend die Versicherungen [...] was man wann und wo bezahlt bekommt oder wo Anträge zu stellen sind." (IW03, Z 26-28)

„[...] du bekommst nicht die Auskünfte, von niemanden, die du eigentlich brauchen würdest. So Sachen wie was man bewilligt bekommt und das halt alles [...] weil eine allgemeine Anlaufstelle in dem Sinn gibt es einfach nicht." (IW04, Z 28-34)

„Es fehlen ganz oft Informationen über das Handling, zum Beispiel bei der Mobilisation oder Inkontinenzversorgung [...] solche Informationen fehlen. Dass bekommen sie [die pflegenden Angehörigen; Anmerkung der Verfasserin] einfach nicht." (IW06, Z23-25)

„Also die pflegenden Angehörigen wissen ganz viele Sachen nicht und viele Angehörige würden aus Unwissenheit viel mehr Geld ausgeben, als sie eigentlich müssten." (IW03, Z 33-35).

„Die Intimität ist da einfach das große Thema. Einerseits versucht man [als Pflegeperson; Anmerkung der Verfasserin] die Privatsphäre der Leute zu schützen [...] andererseits müssen sie [die pflegenden Angehörigen; Anmerkung der Verfasserin] dich als Pflegeperson hineinlassen und du musst dann sagen, „Ich muss mir das jetzt anschauen" [...]." (IW02, Z 65-68)

Neben den bereits genannten Herausforderungen kommt bei der Pflege im häuslichen Umfeld für pflegende Angehörige immer auch noch dazu, dass sie ihre Emotionen häufig nicht zeigen können. Sie erleben täglich neben veränderten Rollenverhältnissen auch den körperlichen Verfall ihrer Angehörigen mit.

„Dass man da dann auch adäquat irgendwie reagieren kann und auch seine eigenen Emotionen dann immer im Griff hat." (IW02, Z 28-29)

Und auch dass die Mutter nicht mehr die Mutter oder der Vater nicht mehr der Vater ist, so wie man das gewohnt war, sondern dass die Person jetzt wie ein Kind ist [...]." (IW05, Z 41-43)

„Emotionen[!] finde ich ist das aller aller Schlimmste, was man als pflegender Angehöriger bewältigen muss. [...] Die Emotionen dabei, dass ein Mensch plötzlich nicht mehr so funktioniert wie er vorher noch funktioniert hat und dass pflegende Angehörige für solche Menschen plötzlich umfassend Sorge tragen müssen [...]." (IW07, Z 45-53)

Familienbeziehungen im häuslichen Setting können auch durch interpersonelle Konflikte belastet sein. Neben der Betreuung von herausfordernden Persönlichkeiten gehören auch fehlende Mitarbeit oder Compliance zum Alltag für pflegende Angehörige und können im Extremfall auch in Gewalthandlungen münden.

„[...] gerade wenn die Klienten zum Beispiel auch auf die Angehörigen hinhauen oder recht bockig sind und alles verneinen [...]." (IW05, Z 49-50)

„Und ganz oft leiden die pflegenden Angehörigen auch darunter, dass zu Pflegende keine ganz einfachen Persönlichkeiten sind. Oft sind sie zu den Angehörigen auch ganz anders als zu uns Pflegepersonen. Das ist dann schon schwierig […].“ (IW06, Z 125-128)

Zu den bereits genannten Herausforderungen kommt häufig ein gestörter Schlafrhythmus der pflegenden Angehörigen dazu. Ein nächtliches Aufstehen dieser Personengruppe ist auf notwendige Lagerungen, die erforderliche Hilfestellung beim Besuch der Toilette oder auch häufig auf die Verwendung eines Babyphones zurückzuführen. Für pflegende Angehörige bedeutet das, dass die Pflegesituation ununterbrochen 24 Stunden an sieben Tagen in der Woche bewältigt werden muss. Pausen sind oft nicht planbar und eine physische oder psychische Entlastung kaum möglich. Pflegende Angehörige müssen über ihre eigenen Grenzen gehen, nicht nur über die eigenen körperlichen Grenzen, sondern auch häufig über Grenzen von Ekel und Scham im Rahmen der pflegerischen Versorgung.

„[…] dann stehen die Angehörigen auch ständig auf, leiden unter Schlafmangel, sind dauerhaft gestresst […].“ (IW02, Z 46-47)

„Wir haben genauso pflegende Angehörige, die in der Nacht aufstehen, die ein Babyphone stehen haben und die auch nachts Lagerungen machen.“ (IW03, Z 19-20)

„Ich glaube was sicher das Schwierigste ist, dass die pflegenden Angehörigen nie eine Pause haben. Die können nie richtig abschalten und sie müssen auch über ihre eigenen Grenzen gehen. […] wenn man sich vor solchen Dingen [Essen eingeben oder beim WC Gang unterstützen; Anmerkung der Verfasserin] ekelt, das stelle ich mir schon sehr, sehr schwierig vor.“ (IW05, Z 34-41)

„Der pflegende Angehörige ist 24 Stunden an sieben Tagen bei den pflegebedürftigen Menschen vor Ort.“ (IW07, Z 48-49)

Zu dieser ununterbrochenen Bereitschaft und Sicherstellung der Pflege im häuslichen Setting kommt die Betreuung in herausfordernden Lebensphasen dazu. Die Betreuung Schwerstkranker und Sterbender im häuslichen Setting führt unweigerlich zur Überforderung, welche meist mit der Angst verbunden ist, etwas falsch zu machen.

Sterben im häuslichen Umfeld ist nach wie vor ein Tabuthema für pflegende Angehörige, muss aber zugelassen werden können, wenn die Betreuung sichergestellt werden soll.

„Wenn Sterbende zu betreuen sind […] das ist ein so großes Tabuthema […]. Pflegende Angehörige haben auch so eine Angst davor, dass es dann soweit ist [dass der Tod eintritt; Anmerkung der Verfasserin]. […] Oder Angst etwas falsch zu machen […] sie glauben dann immer der Betroffene muss essen und dann isst er nichts und trinkt er nichts. […] Das Zulassen vom Sterben zu Hause, das ist eigentlich das Allerschwierigste." (IW01, Z 48-63)

Alle diese genannten Herausforderungen erfordern gut ausgebildete Ansprechpersonen für pflegende Angehörige. Diese sind aktuell aber aufgrund des generellen Personalmangels im Gesundheitswesen kaum vorhanden. Auch Familienverbände haben sich verändert oder stehen unter enormem Druck, funktionieren zu müssen. Wo vor einigen Jahren noch Entlastungsmöglichkeiten gegeben waren, wie beispielsweise die akute Versorgung von pflegebedürftigen Personen im Rahmen einer Übergangspflege, müssen solche Auszeiten aktuell von langer Hand geplant werden.

Weiters sind auch die Unterstützungsmöglichkeiten durch häusliche Pflege oder hausärztliche Besuche im häuslichen Setting nicht mehr in jedem Fall sichergestellt, da der aktuelle Personalmangel in allen Bereichen der Gesundheitsversorgung vorherrschend ist.

„Also da erfährt man aber auch nichts Konkretes, wenn man nicht selber nachhackt, oder wenn man nicht eine Organisation hat, die dann sagt schau, so machen wird das jetzt. […] weil eine allgemeine Anlaufstelle in dem Sinn, gibt es einfach nicht" (IW04, Z 30-34)

„[…] sie [die pflegenden Angehörigen; Anmerkung der Verfasserin] haben wesentlich weniger Ansprechpersonen als früher. Der Zugang zu Ansprechpartnern war früher einfach niederschwelliger. […] Es haben sich auch viele Familienverbände aufgelöst. […] Früher wurde noch mehr zusammengeholfen und das ist jetzt weggebrochen, dadurch stehen Angehörige oft unter großen Druck." (IW08, Z 24-30)

„[…] die Jungen sagen einfach, „Das geht mich nichts an"." (IW08, Z 40-41)

„[…] früher gab es die Möglichkeit der Übergangspflege […] aber wenn das nicht ein Jahr im Vorfeld geplant ist, hast du einfach Pech gehabt." (IW08, Z 50-53)

„Die Ärzte machen das nicht mehr [Visiten zu Hause; Anmerkung der Verfasserin], im Spital ist keine Zeit dafür und sonstige Unterstützung gibt es auch kaum." (IW08, Z 75-76)

3.2.2 Kategorie II: Anzeichen für einen Unterstützungs- oder Entlastungsbedarf

Pflegende Angehörige kommen mit der Herausforderung der häuslichen Pflege an ihre persönlichen Grenzen, wobei die betroffenen Personen diesen Umstand nicht immer äußern. Um einen notwendigen Unterstützungs- oder Entlastungsbedarf zu erkennen, ist das Beobachtungs- und Wahrnehmungsvermögen eine wichtige berufliche Kompetenz für Pflegepersonen im mobilen Pflegesetting.

> *„Betroffene wissen oft nicht mehr ein und aus und sind komplett überfordert [...] sie äußern das dann aber nicht [...] deswegen müssen wir ganz viel beobachten." (IW01, Z 78-85)*

> *„[...] also ich schau mir die Umgebung an, wie schaut es in der Wohnung aus oder wie ist die Kommunikation und vor allem auch, wie reagieren die Angehörigen auf mich. [...] Wenn man die Leute dann besser kennt, dann spürt man oft schon beim Eintreten durch die Türe, dass da jetzt etwas ist [...]" (IW02, Z 74-76)*

Es ist notwendig, einen umfassenden Blick auf die pflegebedürftige Person, die pflegenden Angehörigen, aber auch auf das häusliche Umfeld zu werfen, um einen Handlungsbedarf frühzeitig zu erkennen.

> *„[...] also da schaut man gleich genauer hin. Wir müssen einfach so einen Rundumblick haben um zu sehen wie wirkt der Kunde oder wie wirkt der Angehörige [...] oft erkenne ich das schon beim Telefonieren, [...] dass da etwas nicht stimmt." (IW02, Z 80-84)*

> *„Oder wenn ich merke, dass der pflegende Angehörige körperlich schon komplett am Ende ist, dass er keine Farbe mehr im Gesicht hat oder einfach schon Augenringe zu sehen sind [...]." (IW05, Z 64-65)*

Verhaltensweisen von pflegenden Angehörigen, wie beispielsweise das sukzessive Abgeben von Aufgaben an die mobile Pflege, das fehlende Erledigen vereinbarter Aufgaben oder die Nicht-Erreichbarkeit von pflegenden Angehörigen, können immer wieder im Rahmen einer Überforderung beobachtet werden.

> *„Also sie möchten dann, dass wir immer mehr Sachen [pflegerische Handlungen; Anmerkung der Verfasserin] übernehmen [...] oder sie sind ganz unsicher im Verhalten. Sie müssen sich dann alles genau aufschreiben [...] und zuletzt sagen sie dann zu uns „Rufen Sie doch bitte gleich selber da oder dort an" [...] so merkt man das dann einfach [...] die Wenigsten sprechen es direkt an oder geben es zu." (IW03, Z 62-67)*

> *„Also das fängt zum Beispiel an beim Medikamente schachteln [...] dass anfangs die Medikamente von den Angehörigen besorgt wurden und dann sind plötzlich keine mehr*

da [...] und die Angehörigen heben dann auch am Telefon nicht mehr ab [...]" (IW03, Z 56-60)

„Ja entweder sie sage es wirklich selber, oder man merkt es einfach daran, dass viele Sachen liegen bleiben [...] (IW04, Z 40-41)

„[...] wenn zum Beispiel das Bett immer schmutzig ist und die Wohnungsumgebung katastrophal aussieht und vielleicht auch der Klient nichts Gescheites mehr zu essen bekommt, nur mehr Fertigessen [...]." (IW05, Z 70-73)

Neben einem umfassenden Blick auf das gesamte Setting ist vor allem die berufliche Kommunikationskompetenz ein wesentlicher Faktor im präventiven Bereich der Früherkennung von Überforderung bei pflegenden Angehörigen.

„[...] Kommunikation ist einfach das A und O in diesem Bereich [...]" (IW02, Z 89-90)

„Ich schaue zuerst wie der Umgang miteinander ist, weil oft merkt man gleich einmal, die gehen aber ganz schön ruppig miteinander um oder so. [...] Also da ist einmal das Gespräch ganz wichtig." (IW05, Z 61-69)

„Also ich finde man merkt es am besten an der Kommunikation, also wie reden die pflegenden Angehörigen mit den Kunden und wie reden sie mit dir als Pflegeperson." (IW07, Z 69-71)

Hilfreich erscheint in diesem Zusammenhang ein gelungener professioneller Beziehungsaufbau zu den betroffenen Personen. Je länger eine solche pflegerische Beziehung schon dauert, umso schneller kann seitens der Pflege ein Unterstützungs- und/oder Entlastungsbedarf erkannt werden.

„[...] und jetzt kennt man die Leute schon besser [...] und dann spürt man so etwas schon viel mehr [...]" (IW03, Z 73-74)

Abschließend ist in diesem Zusammenhang noch festzuhalten, dass pflegende Angehörige ihre Überforderung oder Angst in Hinblick auf die häusliche Pflege oft hinter einem herausfordernden Verhalten verbergen. Derartige Verhaltensweisen können als Zeichen eines notwendigen Entlastungs- oder Unterstützungsbedarfs gewertet werden.

„Weil, wenn man als pflegender Angehöriger oft schwierig ist [...] steckt bei solchen Personen oft ganz viel Angst dahinter. Diese Personen sollten nicht als lästig abgetan werden, sondern diese Menschen haben einfach Angst um den Betroffenen. Das müssen auch wir als Pflegepersonen verstehen." (IW06, Z 102-105)

3.2.3 Kategorie III: Angehörigenarbeit allgemein

Pflegende Angehörige stellen eine essenzielle Ressource im Tätigkeitsfeld der mobilen Pflegekräfte dar. Demnach ist es notwendig, diese Personengruppe im Rahmen einer wertschätzenden Zusammenarbeit über Strukturen, Abläufe und Erfordernisse im Rahmen der häuslichen Pflege zu informieren, um in weiterer Folge gemeinsame Ziele setzen zu können.

> *„Ohne pflegende Angehörige würde die Hauskrankenpflege einfach nicht funktionieren. Punkt[!]. Das ist einfach so. Wir müssen sie auch immer mit ins Boot holen, weil wir können nichts erreichen, wenn die Angehörigen dagegen arbeiten.“ (IW08, Z110-112)*

Angehörigenarbeit stellt für Pflegepersonen in diesem Setting folglich eine Herausforderung, manchmal sogar eine Schwierigkeit dar. Jedoch bedeutet gelungene Angehörigenarbeit eine Bereicherung und einen Gewinn für alle betroffenen Personengruppen. Das Ausmaß der Angehörigenarbeit stellt sich durchaus unterschiedlich aufwendig dar, wobei immer die Priorität besteht, eine enge Zusammenarbeit sicherstellen zu können. Die Basis der Angehörigenarbeit stellt aber immer eine gelungene Kommunikation dar.

> *„Sehr schwierig. Sehr, sehr schwierig. Du brauchst einfach ganz viel Zeit für sie [die pflegenden Angehörigen; Anmerkung der Verfasserin]. […] Wenns wirklich ist, kommt man eh gut aus, mit manchen kommt man einfach besser aus und mit machen ist es schwieriger. Bei 80 Prozent gibt es glaub ich eh kein Problem“. (IW01, Z 110-121)*

> *„Wenn mir was nicht passt, kontaktiere ich sie [die pflegenden Angehörigen; Anmerkung der Verfasserin] und setz mich mit ihnen zusammen, weil da müssen wir dann reden […] und dann reden wir uns das einfach aus.“ (IW08, Z 143-146)*

> *„Eine Herausforderung[!]. In jeglicher Hinsicht eine Herausforderung[!]. Also es ist schon schön, auf jeden Fall, weil es eben schon eine Bereicherung aber vor allem ein wirklicher Gewinn ist.“ (IW02; Z 110-112)*

Das Erarbeiten einer solchen funktionierenden Zusammenarbeit fordert die Pflegekräfte vor allem auch dahingehend, weil die dazu erforderlichen Zeitressourcen kaum abgebildet und verrechnet werden können.

> *„[…] das ist wirklich ein riesiger Aufwand, ein riesiger Zeitfaktor […].“ (IW03, Z89-90)*

Im Umgang mit pflegenden Angehörigen im Rahmen der Angehörigenarbeit muss der Fokus auf wertschätzendem Verhalten auf Augenhöhe basieren. Gegenseitiger Respekt beim Ansprechen von Schwierigkeiten ist eine Grundvoraussetzung im

Umgang. Probleme müssen klar und verständlich angesprochen werden, um Unsicherheiten im Rahmen der Angehörigenarbeit zu vermeiden. Neben konkreten Anweisungen erscheint aber auch das Terminisieren von Vereinbarungen als essentielle Notwendigkeit in der Zusammenarbeit.

„[...] du kannst auch einmal sagen was Sache ist, das verstehen sie (die pflegenden Angehörigen; Anmerkung der Verfasserin] oft besser. Auch immer freundliche bleiben dabei, aber auf den Punkt kommen. [...] Außerdem sind strikte Anweisungen ganz wichtig und Limits setzen. Du musst ihnen [den pflegenden Angehörigen; Anmerkung der Verfasserin] wirklich Limits setzen, sonst werden die Dinge nicht erledigt." (IW01, Z 114-118)

Gelungene Angehörigenarbeit ermöglicht eine enge Zusammenarbeit zwischen Pflegepersonen und pflegenden Angehörigen mit dem gemeinsamen Ziel, die häusliche Pflege- und Versorgungssicherheit zu gewährleisten. Sie lässt das Einplanen der pflegenden Angehörigen bei den notwendigen Arbeitsabläufen zu, erfordert jedoch Planung, Aufklärung und vor allem gewisse Zeitreserven bei den geplanten Einsätzen. Eine solche gemeinsame Planung sollte aber immer im Vorfeld getätigt werden, idealerweise bereits bei Vertragsabschluss, um ein gemeinsames Ziel setzen zu können und auch die Rolle der Pflegepersonen für die pflegenden Angehörigen sichtbar machen zu können.

„[...] Botengänge, das ist wirklich ein riesiger Aufwand und ein riesiger Zeitfaktor wenn wir da mit den Angehörigen zusammenarbeiten, weil ich mich nicht darum auch noch kümmern muss." (IW03, Z 89-91)

„[...]das die Angehörigen zum Beispiel die Medikamente besorgen. Das erleichtert und die Arbeit und erspart uns sehr viel Zeit. [...] Oder es ist auch hilfreich, wenn die Angehörigen zum Beispiel mittags das Essen bringen." (IW05; Z 84-89)

„[...] es kommt auch darauf an, was der Kunde dann wirklich hat und was genau gemacht werden muss. Das kann ganz unterschiedlich sein." (IW04, Z 58-59)

„Ich finde, alle Abläufe müssen schon im Vorfeld besprochen werden, bevor man überhaupt eine Betreuung eingeht, dass man da ganz genau sagt wie weit wir gehen können und wo unsere Grenzen sind." (IW05, Z 98-100)

„Da gehört für mich schon dazu, dass die pflegenden Angehörigen auch meine Hilfe und meine Rolle annehmen, dass ist oft ganz schön schwierig." (IW06, Z 79-80)

Gelingt diese Angehörigenarbeit, können pflegende Angehörige ein Anker für pflegebedürftige Personen sein, indem sie als Sprachrohr und Vermittler/innen fungieren. Ohne diese Personengruppe würde häusliche Pflege vielfach nicht zu organisieren sein. Die Basis für diese Zusammenarbeit stellt jedoch ein gegenseitiges Verständnis und gegenseitige Akzeptanz dar. Das ist notwendig, um gegenseitige Strukturen und Abläufe berücksichtigen zu können, eine gemeinsame Kommunikationskultur zu entwickeln und um gegebenenfalls in erforderlichen Situationen schnell und professionell entlasten zu können.

> *„Pflegende Angehörige sind ein riesiger Anker, das zeigt sich, wenn die Kunden zum Beispiels sagen: „Was sagt den meine Tochter dazu?“. Sie sind eine tolle Stütze und regeln einfach familiär alles für uns.“ (IW03, Z93-96)*

> *„Im Rahmen der Angehörigenarbeit müssen wir den pflegenden Angehörigen vor allem Verständnis und Akzeptanz entgegenbringen. Verständnis, dass einmal etwas nicht gleich besorgt werden kann und Akzeptanz auch dahingehend, dass pflegende Angehörige meist schon fünf oder zehn Jahre pflegen und ich dann das Rad nicht gleich neu erfinden kann, wenn ich anfangs zur Betreuung hinkomme.“ (IW07; Z 110-116)*

> *„[...] wenn du die Angehörigen nicht miteinbeziehst, dann arbeitest du dich zu Tode. [...] Es müssen wirklich alle Betroffenen in diesem Setting irgendwie in ein Boot geholt werden, dann kann das funktionieren und dann kann uns diese Ressource auch im Gesundheitssystem weiterhelfen.“ (IW08, Z 175-178)*

3.2.4 Kategorie IV: Erwartungen an die Zusammenarbeit aus Sicht der Pflege

Die Erwartungen der professionellen Pflegepersonen an die Zusammenarbeit mit pflegenden Angehörigen stellen vor allem einen respektvollen Umgang miteinander, gegenseitige Wertschätzung und eine Kommunikation auf Augenhöhe in den Fokus. Die Personengruppe der pflegenden Angehörigen wird von den Pflegepersonen vielfach als Teammitglieder gesehen werden.

> *„Ein respektvoller Umgang miteinander. [...] Also es sind wirklich die Angehörigen in der Hauskrankenpflege dankbarer und entgegenkommender als in einem anderen Setting und trotzdem ist es so, dass der respektvolle Umgang und die Wertschätzung noch fehlen oder einfach vergessen wurde.[...] Das ist einfach das, was mir manchmal fehlt.“ (IW02, Z 126-133)*

> *„Zusammenarbeit auf Augenhöhe und eine gegenseitige Wertschätzung und nicht dass man dann hört: „Das sind die Schwestern die kommen um den Hintern zu wischen und dann sind sie wieder dahin.“, so etwas mag ich halt überhaupt nicht.“ (IW05; Z 124-127)*

„Ich erwarte mir diesen Umgang im Pflegeteam genauso eben wie von den Angehörigen, weil sie gehören einfach zum Team dazu." (IW02, Z135-136)

„Mein Wunsch wäre, dass alles gut läuft, die ganze Zusammenarbeit, dass man sich da halt immer gut austauschen kann, aber das ist halt leider nicht immer so." (IW04, Z 62-64

Als wesentlich beschrieben Pflegepersonen eine Zusammenarbeit, die auf Ehrlichkeit und Verlässlichkeit gegründet ist. Vor allem das Einhalten von Vereinbarungen wird dabei als notwendige Grundlage in der häuslichen Pflege beschrieben.

„Eine Ehrlichkeit, was sich jeder auch irgendwie vorstellt. Aber nicht, dass sie [die pflegenden Angehörigen; Anmerkung der Verfasserin] zu mir so reden und dann wieder ganz anders." (IW01, Z 128-129)

„Ich wünsche mir 100 prozentige Verlässlichkeit, weil sie [die pflegenden Angehörigen; Anmerkung der Verfasserin] diese von uns auch bekommen." (IW03; Z 122-123)

„Was ich mir wünschen würde, ist auf jeden Fall, dass die pflegenden Angehörigen erreichbar sind, wenn ich sie brauche. Nicht dass ich dann die Vertrauensperson anrufe, und dann ist niemand erreichbar, weil die gerade im Urlaub sind. Das ist wirklich sehr, sehr mühsam." (IW05, Z 109-112)

Nur so kann es wirklich gelingen, dass die pflegebedürftige Person mit ihren Bedürfnissen im Mittelpunkt bleibt und nicht private Hintergründe oder finanzielle Bedürfnisse und Wünsche im Fokus stehen.

„[...] ich hab bei ganz vielen das Gefühl, dass es um das Geld geht. [...] Wir wissen ja meistens gar nicht, was da in den Familien privat noch alles so mitschwingt. Da sieht man nicht hinein." (IW03, Z 127-130)

Als weitere Erwartung an die Zusammenarbeit mit pflegenden Angehörigen wird seitens der Pflege geäußert, dass eine Überforderung oder Herausforderung der pflegenden Angehörigen frühzeitig angesprochen werden sollte. So kann eine solche Belastung nicht zur Herausforderung in der Beziehung zwischen pflegenden Angehörigen und mobilen Pflegepersonen werden.

„[...] dreimal ist es okay, dass sie [die pflegenden Angehörigen; Anmerkung der Verfasserin] uns die Medikamente bringen, beim vierten Mal fragt man wieder und dann eskaliert die ganze Situation plötzlich, weil dann ist es ihnen auf einmal zu viel. Genau, dass kann man immer vorher nicht wissen. Du machst deine Arbeit in der Hauskrankenpflege ganz oft gleich, und beim achten Mal passt es plötzlich gar nicht mehr." (IW03; Z 132-136

Abschließend werden noch das gegenseitige Verständnis und die gegenseitige Akzeptanz der jeweiligen Rollenbilder genannt. Nur so kann die professionelle Versorgung im häuslichen Umfeld sichergestellt und weiterentwickelt werden und gegenseitiges Vertrauen aufgebaut entstehen.

„Einmal schon, dass sie Verständnis für uns haben und ein Einsehen, weil wir halt schon aufgrund des Wissens in unserer Ausbildung handeln.[...] Vielleicht auch Einsicht, dass wir da schon eine gewisse Erfahrung oder auch Ahnung haben von pflegerischen Themen. Das wäre halt schon schön. [...] Und schon auch das Vertrauen in uns, [...] dass wir unsere Arbeit genauso machen, wie wir das auch zu Hause bei unseren Angehörigen machen würden. Das wäre halt schon eine gute Basis und würde manchmal das Verhältnis verbessern." (IW06, Z 94-102)

„Auch Akzeptanz von uns Pflegenden[!]. Manchmal verstehe ich nicht, warum Kollegen abfällig von pflegenden Angehörigen sprechen. Diese Kollegen sollten sich einmal in deren Lage versetzen." (IW07, Z 128-131)

3.2.5 Kategorie V: Setting bedingte Unterschiede in der Angehörigenarbeit

Angehörigenarbeit wird in den Settings Akutversorgung, Langzeitpflege, Rehabilitation und häusliche Pflege ganz kontrovers erlebt.

„Ganz anders. Ganz[!] anders." (IW01, Z 137)

„Auf jeden Fall, ja. Also ich hab in allen Bereich gearbeitet [...] und es ist schon so, dass es da große Unterschiede gibt." (IW02, 144-146)

Ja ganz bestimmt. Das ist wirklich komplett etwas anderes." (IW06, Z 110)

Die Akutversorgungseinrichtung ist geprägt von einer kurzen Aufenthaltsdauer. Im Fokus stehen meist nur die akut erforderlichen Eingriffe. Pflegende Angehörige gehen davon aus, dass ihre pflegebedürftigen Familienmitglieder rund um die Uhr versorgt werden und sie selbst in der Rolle der Besucher/innen sind.

„Im Spital, ich war auf einer Akutstation, da wird man operiert und geht nach drei Tagen wieder heim." (IW01, Z 137-138)

„Ja finde ich schon. Weil im Spital, da ist ja immer alles akut, [...] da muss man halt ein paar Tage tun, so wie die das da drinnen sagen. [...] Mit den Angehörigen hast du erst Kontakt, wenn die Entlassung im Raum steht, oder wenn etwas Größeres geplant war" (IW05, Z 131-150)

„Ja sicher, im Krankenhaus ist das Ganze ein bisschen leichter für die pflegenden Angehörigen. Da wissen sie ihre Familienmitglieder einfach betreut." (IW07, Z 157-158)

In der Langzeitpflege ist diese Versorgungssicherheit auch gegeben, jedoch ist diese Situation häufig geprägt durch Schuldgefühle und Überlastungen auf Seite der pflegenden Angehörigen. Dennoch kann auch hier die Gesamtverantwortung für die Pflege abgegeben werden.

„Im Pflegeheim, da haben die Angehörigen ein ewig schlechtes Gewissen, weil sie ihre Angehörigen dorthin gegeben haben." (IW01, Z 139-140)

„Im Pflegeheim da kommen sie [die pflegenden Angehörigen; Anmerkung der Verfasserin] nur zu Besuch. Zu Hause ist das etwas ganz anderes." (IW06, Z 120-122)

Das Setting der mobilen Pflege ist zum größten Teil geprägt von einem großen Verantwortungsgefühl auf Seiten der pflegenden Angehörigen. Sie sind aber auch auf die Unterstützung durch die mobilen Pflegepersonen angewiesen, um eine Versorgungssicherheit für ihre pflegebedürftigen Familienmitglieder gewährleisten zu können.

In dieser Verantwortung werden sie von professionell Pflegenden unterstützt, trotzdem erleben sie die Belastung der dauernden Erreichbarkeit, häufig auch die gleichzeitige Berufstätigkeit und das Gefühl von fehlendem Wissen und fehlender Erfahrung.

„In der Hauskrankenpflege, da sind sie [die pflegenden Angehörigen; Anmerkung der Verfasserin] gefordert, weil sie noch selber arbeiten gehen müssen, oder weil sie mit der Pflege keinerlei Erfahrung haben. Da sind sie dann schon dankbar, wenn wir kommen." (IW01, Z 141-143)

„Ja bei uns da sollten sie halt immer erreichbar sein, und das ist schon zeitaufwendig, auf alle Fälle. [...] Das ist im Krankenhaus oder Pflegeheim nicht so, weil ja, da sind sie dann halt einfach nicht erreichbar. [...] Da wissen sie halt, dass die zu Pflegenden in guten Händen sind und versorgt werden. [...] Wir in der Hauskrankenpflege fahren nach einer Stunde oder so wieder, und dann sind sie wieder alleine mit der ganzen Verantwortung." (IW04, Z 70-79)

Angehörige im häuslichen Setting haben daher hohe Qualitätsansprüche an die professionell Pflegenden. Sie bezahlen für die Pflege als Dienstleistung und fordern und kontrollieren diese Qualität auch regelmäßig. Können die Erwartungen nicht erfüllt werden, steht die Überlegung im Raum, die Dienstleistung von einer anderen Anbieterorganisation durchführen zu lassen.

> *„Und in der Hauskrankenpflege, ja die zahle ich halt dafür, dass sie ihre Arbeit machen, und die müssen dann alles so machen wie ich das eben sage. […] Und wenn euch [den mobilen Pflegekräften; Anmerkung der Verfasserin] nicht passt, dann kündige ich euch eben." (IW05, 134-137)*

> *„Genau, wenn man nicht so funktioniert, wie die pflegenden Angehörigen sich das vorstellen, dann kann man eh gleich wieder gehen." (IW05, Z 143-144)*

Das Setting häusliche Pflege fordert demnach von Seiten der pflegenden Angehörigen sowie von Seiten der professionell Pflegenden ein großes gegenseitiges Verständnis für die jeweilige Situation.

> *„[…] wir treten da ein in das ganz private Umfeld, auch der pflegenden Angehörigen. […] Da bist du schon immer, ganz egal zu welcher Uhrzeit, auch in deren Privatleben unterwegs. Oft kommen wir auch ganz unpassend, weil zum Beispiel gerade Besuch da ist." (IW06, Z 111-115)*

3.2.6 Kategorie VI: Herausforderungen der Angehörigenarbeit

Pflegende Angehörige stellen, gerade auch in Hinblick auf den demographischen Wandel in den kommenden Jahren, eine der wichtigsten Ressourcen in der häuslichen Pflege dar. Mobile Pflegekräfte stehen folglich vor der Herausforderung, Angehörigenarbeit in ihren täglichen Arbeitsalltag zu integrieren.

> *„[…] wenn wir die pflegenden Angehörigen nicht hätten, dann hätten wir ein massives[!] Problem würde ich sagen. Wir kennen alle die Entwicklungen, die uns der demographische Wandle prognostiziert, da brauche ich gar nicht mehr darüber zu sagen." (IW07, Z 28-30)*

> *„Aber das dauert halt eine gewisse Zeit und da ist es wichtig, dass man jeden Tag dran bleibt." (IW04, Z 93)*

Pflegepersonen werden gerade im häuslichen Setting zu Beginn einer Pflegebeziehung als Fremde im Haus erlebt. Nicht nur für pflegebedürftige Personen stellt sich dieses Gefühl ein, sondern auch für die pflegenden Angehörigen. Diese Personengruppe muss die Hilfe und Unterstützung durch mobile Pflegekräfte in einem ersten Schritt einmal zulassen, bevor eine tragende Beziehungsbasis entstehen kann.

„Ja, dass die pflegenden Angehörigen diese Form der Pflege im häuslichen Setting überhaupt einmal zulassen und dass sie selber auch loslassen können von ihren Angehörigen.“ (IW04, Z 83-84)

„Gerade am Anfang ist das halt schon alles ganz schwierig. [...] Dann wird es eh leichter, wenn uns die Angehörigen vertrauen, dass wir das eh alles können.“ (IW04, Z 88-89)

Die Zusammenarbeit mit pflegenden Angehörigen stellt aber auch für die mobilen Pflegekräfte häufig eine Herausforderung dar. Angehörigenarbeit muss laufend passieren, da diese Personengruppe meist ununterbrochen den Pflegehandlungen beiwohnt. Trotz positiv empfundener Zusammenarbeit kommt es in Einzelfällen vor, dass ohne das Wissen der mobilen Pflegekräfte vor Ort dennoch Beschwerden bei der jeweiligen Leitungsstelle von Seiten der Angehörigen eingehen.

„Da ist es halt schon oft schwierig, weil wir ganz so tun müssen, wie die pflegenden Angehörigen das wollen. Da muss ich mich als Pflegeperson ganz oft anpassen, weil mir immer jemand über die Schulter schaut.“ (IW06, Z 81-83)

„[...] denen [den pflegenden Angehörigen; Anmerkung der Verfasserin] passt dann etwas nicht, und die beklagen sich dann gleich im Büro über dich [...].“ (IW01, Z 148-149)

Pflegende Angehörige haben hohe Ansprüche an die Leistungen der mobilen Pflegekräfte. Dahingehend wird es im Rahmen der Angehörigenarbeit als besonders herausfordernd beschrieben, wenn die Personengruppe der pflegenden Angehörigen hohe Qualitätsansprüche hat und nur schwer zufriedenzustellen ist. Es ist den mobilen Pflegepersonen nicht immer möglich, alle Anforderungen und Erwartungen zu erfüllen. Daher erscheint es häufig als sehr herausfordernd, ein gemeinsames Ziel im Sinne einer bestmöglichen Versorgung der pflegebedürftigen Personen zu finden.

„[...] die pflegenden Angehörigen stellen halt teilweise so hohe[!] Ansprüche [...] und sie vergessen dabei [...], dass wir noch weitere 150 Leute betreuen, die auch alle Hilfe brauchen. [...] Da ist es schon oft schwer, dann miteinander alles so zu verbinden, dass jeder dann zufrieden ist [...].“ (IW02, Z 116-120)

„Für mich ist die Herausforderung, dass ich irgendwie die Wünsche der pflegenden Angehörigen und auch die Wünsche der Klienten erfüllen kann und ihren Erwartungen halt irgendwie gerecht werden. [...] Zusammengefasst, dass man da einen gemeinsamen Nenner findet, dass man das qualitativ vertreten kann und das aber auch für den Angehörigen und den Klienten alles passt. [...] Das ist wirklich oft die große Kunst, da herauszufinden was braucht die Situation, was ist auch leistbar und was geht halt einfach auch nicht. Ja.“ (IW05, Z 173-199)

Angehörige erwarten auch ein Gefühl von Sicherheit seitens der professionell Pflegenden. Die Ängste der Angehörigen sollen angesprochen werden und dennoch fehlt oft ihr Weitblick für das große Ganze, welcher wiederum von den mobilen Pflegekräften den pflegenden Angehörigen vermittelt werden sollte.

„[…] es fordert mich, dass ich die pflegenden Angehörigen zufrieden stellen kann und dass ich ihnen auch ihre Angst nehmen kann. Manchmal weiß ich nicht, wie ich ihnen noch zeigen kann, dass ich wirklich gewissenhaft arbeite. Wir müssen uns wirklich immer wieder von neuem beweisen […].“ (IW02, Z 172-175)

„Man darf sich in der Hauskrankenpflege nie auf eine Person konzentrieren, sondern man muss immer das große Ganze mit Weitblick im Blick behalten.“ (IW06, Z 68-69)

„Ich finde wir müssen den Angehörigen ganz viel Sicherheit geben. Einfach auch nur, wenn wir da sind. Dass sie das Gefühl haben, dass sie unterstützt werden und nicht mit dem Ganzen alleine gelassen werden. Das macht schon etwas mit den pflegenden Angehörigen.“ (IW06, Z 88-90)

Die Zusammenarbeit mit pflegenden Angehörigen im Sinne der Angehörigenarbeit erleben Pflegepersonen häufig als herausfordernd. Es fällt ihnen schwer, die eigenen Grenzen in so manchen herausfordernden Situationen zu wahren. Beispielsweise darf ein Zornausbruch eines pflegenden Angehörigen nicht persönlich genommen werden oder der Zeitmangel sollte für Pflegebedürftige und deren Angehörige nicht spürbar sein.

Besonders schwierig und problembehaftet erweist sich Angehörigenarbeit, wenn in der Betreuungssituation ein Familienkonflikt schwelgt und dieser die Beziehungsebene mit den pflegenden Angehörigen überschattet. Die professionelle Kommunikation gilt auch in dieser Hinsicht als ein wesentlicher Erfolgsfaktor für gelungene Beziehungsarbeit.

„[…] für mich ist immer wieder die Herausforderung in der Angehörigenarbeit die, dass ich meine eigenen Grenzen wahre.“ (IW02, Z 178-179)

„Oder wenn auch jemand seinen kompletten Zorn an mir auslässt. Das fällt mir schon schwer, dass ich das dann wieder abschütteln kann. […] Und beim nächsten Mal führt man mit einem komplett unguten Gefühl hin.“ (IW02, Z 183-186)

„[…] wenn wir wirklich in so Familienkonflikte hineinkommen. Ich finde das immer wirklich so schwierig, weil wir die Personen ja trotzdem oft nur aus Momentaufnahmen kennen, in denen wir dann halt dazugekommen sind.“ (IW06, Z 132-134)

„[...] deswegen ist die offene und transparente Kommunikation das Um und Auf in der Angehörigenarbeit." (IW08; Z 138-139)

3.2.7 Kategorie VII: Chancen und Möglichkeiten der Angehörigenarbeit

Die erkennbaren Resultate einer gelungenen Angehörigenarbeit sind die funktionierende Zusammenarbeit von pflegenden Angehörigen und mobilen Pflegekräften, welche von gegenseitigem Vertrauen geprägt ist.

„[...] das freut dich dann schon, wenn diese Zusammenarbeit funktioniert und das gegenseitige Vertrauen da ist [...]." (IW01, Z168-169)

Besonderheiten und Individualitäten von pflegebedürftigen Personen können im Rahmen eines pflegerischen Assessments gemeinsam erhoben werden und somit wieder in den Fokus einer qualitativ hochwertigen Betreuung und Pflege rücken.

„Eigenheiten des Kunden können ganz anders erfasst werden, mit Hilfe der pflegenden Angehörigen [...]." (IW02, Z 112-113)

Weiters kann eine gelungene Angehörigenarbeit den sogenannten Drehtüreffekt zwischen häuslichem Setting und der Akutpflege reduzieren, als Folge einer Überforderung pflegender Angehöriger.

„[...] dann kann dieser Drehtüreffekt denke ich, geschmälert werden, was ich auch schon als Schülerin erlebet habe. Aufgrund von Überforderung der Angehörigen und oft auch weil die Unterstützung einfach nicht passt, kommen die Patienten dann immer wieder und immer wieder auf die Interne." (IW02, Z 193-198)

Insgesamt kann die Qualität der häuslichen Versorgung dadurch gesteigert und ausgebaut werden, wenn Abläufe in den täglichen Betreuungstätigkeiten effizient gestaltet und optimiert werden.

„[...] wir könnten einfach eine wahnsinns Versorgung für die Kunden aufbauen." (IW03, Z 167-168)

„[...] also ich sehe Chancen, dass die Pflege und die Betreuung optimiert werden." (IW03, Z 171-172)

„Pflege würde einfach schneller funktionieren und halt einfach rund laufen." (IW04, Z 108)

„Da können wir als Pflegepersonen noch weitere Vorschläge machen wie wir die Pflegesituation noch verbessern könnten [...]." (IW06, Z 152-153)

Neben einer möglichen Verbesserung des Gesundheitszustandes von pflegebedürftigen Personen, aber auch deren pflegenden Angehörigen können und sollen auch die notwendigen sozialen Kontakte von pflegenden Angehörigen wieder ins Bewusstsein gerufen werden, welche aufgrund der vorliegenden Pflegesituation häufig in den Hintergrund geraten.

> *„Also wirklich so, dass es dann auch für die pflegenden Angehörigen zu einer Entlastung wird." (IW03, Z 175-176)*

> *„[...] führt dazu, dass der Kunde zum Beispiel wieder besser beisammen ist." (IW07; Z 197)*

> *„Da kann ich mir dann überlegen, wie wir zum Beispiel mit den sozialen Kontakten der pflegenden Angehörigen weiter vorgehen, oder wie wir diese wieder fördern können [...]." (IW03, Z 169-170).*

> *„[...] wenn das funktioniert, würden viele pflegende Angehörige wieder mehr unter die Leute gehen, weil die kommen meistens gar nicht mehr aus dem Haus." (IW07, Z 74-75)*

Letztlich kann durch gelungene Angehörigenarbeit eine Versorgung im häuslichen Umfeld mit pflegenden Angehörigen bis zum Tod der zu pflegenden Person sichergestellt werden. Dem Wunsch so vieler pflegebedürftiger Menschen, nämlich bis zum Ableben zu Hause gepflegt zu werden, kann somit wieder häufiger nachgekommen werden.

> *„[...] dann könnte eigentlich die Versorgung bis das der Klient verstirbt funktionieren. Da könnten viele Betroffene wirklich zu Hause bleiben bis zum Sterben." (IW05, Z 203-205)*

Gelungene Angehörigenarbeit ist geprägt von gegenseitiger Unterstützung und einem Agieren auf Augenhöhe. Pflegende Angehörige können entlastet werden und halten dadurch eher den Herausforderungen der häuslichen Pflege stand.

Angehörigenpflege, welche geprägt ist von gegenseitigem Verständnis, kann somit positive Entwicklungen in der häuslichen Versorgung herbeiführen und pflegende Angehörige sowie mobile Pflegekräfte können von den gegenseitigen Ressourcen profitieren.

In letzter Instanz wird auch noch das Gesundheitssystem entlastet, wenn Pflege und Betreuung im häuslichen Umfeld sichergestellt werden.

„Gelungene Angehörigenarbeit kann dazu führen, dass wir uns in gewisser Weise auch gegenseitig unterstützen, also die Angehörigen und wir Pflegepersonen." (IW06, Z 160-161)

„Würde irgendwann auch zu einer Entlastung unseres Gesundheitssystems führen [...]." (IW08, Z 205)

„Angehörigenarbeit kann dazu führen, dass wir uns gegenseitig ergänzen [Pflegepersonen und pflegende Angehörige; Anmerkung der Verfasserin] [...] und dass wir letztlich gegenseitig von unseren Ressourcen profitieren." (IW08, Z 209-2013)

3.2.8 Kategorie VIII: Entwicklungsbedarf in der Angehörigenarbeit

Ein Entwicklungsbedarf wird dahingehend als notwendig erachtet, als dass Zeitressourcen für die Angehörigenarbeit ein fixer Bestandteil des Tätigkeitsprofils der Pflegekräfte sein sollten. Der notwendige Beziehungsaufbau zwischen den pflegenden Angehörigen und den Pflegekräften, welcher die Grundlage für eine gelungene Angehörigenarbeit darstellt, kann dadurch schneller voranschreiten.

„Ich finde, auch die pflegenden Angehörigen brauchen ihre Zeit um sich auszureden und ich glaube wir sollten da auch ganz bewusst Zeit dafür einplanen. Wir bräuchten da viel mehr Zeit für das Ganze, um auch eine gute Bindung und Beziehung zu den pflegenden Angehörigen aufbauen zu können." (IW06, Z 170-173)

Weiters ist ein Ausbau der öffentlichen Anlaufstellen für pflegende Angehörige notwendig. Wichtige, aktuelle Informationen und Unterstützungsangebote müssen niederschwellig und öffentlich zugänglich gemacht werden.

„[...] es wäre zum Beispiel cool, wenn die pflegenden Angehörigen auch noch andere Anlaufstellen bekommen würden, die dann och mehr Bescheid wissen." (IW02, Z 210-212)

„Dass man da mehr Infos von der öffentlichen Seite bekommt, einfach auch „Wie läuft etwas ab?" (IW02, Z 214-215)

„Und dass man in der Öffentlichkeit noch ein bisschen mehr Aufmerksamkeit für das Alles schafft." (IW02, Z 233-234)

Ebenfalls notwendig erscheint bei den Entwicklungsmöglichkeiten der Angehörigenarbeit ein verbesserter kommunikativer Austausch mit allen Mitgliedern im multiprofessionellen Betreuungsteam. Beispielsweise könnte der regelmäßige

Austausch mit Hausärzt/innen, Pflegepersonen und pflegenden Angehörigen für mehr Sicherheit und Stabilität in der jeweiligen Pflegesituation sorgen.

> *„Oder auch beim Hausarzt einfach über die Betreuung zuhause reden, oder über das wie etwas abläuft, dass man noch enger [...] zusammenarbeitet [...] und ein reger Austausch gegeben ist.“ (IW02, Z 217-222)*

Auch die Dienstplanstabilität stellt für pflegende Angehörige einen wesentlichen Faktor von Sicherheit dar. Wenn nicht täglich andere Pflegepersonen zur Pflege und Betreuung kommen, wird im Rahmen der Angehörigenarbeit Sicherheit und Stabilität vermittelt.

> *„[...] da würde dann auch mehr Dienstplanstabilität zusammenkommen, dadurch würde auch die Betreuung mehr Stabilität erhalten. Das wir oft bemängelt bei uns von den pflegenden Angehörigen, dass da jeden Tag eine andere Pflegeperson kommt.“ (IW02, Z 228-231)*

Als Entwicklungsbedarf wird auch noch ein notwendiges, funktionierendes Bindeglied zwischen Krankenhaus und mobiler Pflege genannt. Angehörige sind oft mit dürftigen Informationen über den Gesundheitszustand von pflegebedürftigen Familienmitgliedern konfrontiert. Im Sinne einer funktionierenden Angehörigenarbeit sollte es diesbezüglich aber auch zu keiner Überforderung von pflegenden Angehörigen mehr kommen, wenn beispielsweise die pflegebedürftige Person mit einem erweiterten Pflegebedarf vom Krankenhaus entlassen wird.

> *„[...] es fehlt einfach ein Bindeglied [...] zwischen Hauskrankenpflege und Spital. Wir haben zwar ein Entlassungsmanagement, das funktioniert aber nicht. [...] Da kommt wirklich gar nichts, und wenn was kommt, dann sind das ganz oft auch Falschinformationen. Da bekommt man die Informationen, dass jemand gehend nach Hause geschickt wird, und dann liegt der aber komplett[!] im Bett.“ (IW08, Z 81-87)*

Abschließend erscheint es wichtig, im Rahmen der Angehörigenarbeit auch die Grenzen der Hauskrankenpflege aufzuzeigen. Diese können nur gemeinsam dann weiter gesteckt werden, wenn Rahmenstrukturen in der häuslichen Pflege, wie beispielsweise die hausärztliche Grundversorgung, notwendige Unterstützung bei Rettungstransporten oder aber auch ein erweitertes öffentliches Verständnis für die Situation der pflegenden Angehörigen und auch des Pflegepersonals im häuslichen Umfeld geschaffen werden können.

„Oft versteht man das auch, weil es wirklich ein wahnsinniger Aufwand ist für die Angehörigen, diese häuslichen Strukturen sicher zu stellen. […] Da geht es um die groben Rahmenstrukturen im häuslichen Setting, wie Akutkrankenhauseinweisungen, Rettungstransporte, Hausarztversorgung oder ähnliches. Genau da sehe ich wirklich noch Entwicklungspotential." (IW08, Z 240-245)

„Also generell gehört für mich da auch die ganze öffentliche Meinung dazu, dass die Hauskrankenpflege endlich aufgewertet wird." (IW05, Z 224-226)

„Obwohl pflegende Angehörige so eine wertvolle Arbeit leisten, wird diese Arbeit in der Öffentlichkeit überhaupt nicht geschätzt oder auch als große Hilfe angesehen." (IW06, Z 183-185)

3.3 Diskussion

Die vorliegende Masterarbeit beleuchtet die Rolle der professionellen Pflege bei der Entlastung pflegender Angehöriger im häuslichen Setting. Untersucht werden besonders die Herausforderungen, mit denen pflegende Angehörige konfrontiert sind, sowie Möglichkeiten zur Unterstützung dieser Personengruppe, um eine effektive und nachhaltige Erfüllung ihrer informellen Pflegeaufgaben zu gewährleisten.

Im Rahmen der Arbeit wird eruiert, wie die professionelle Pflege im mobilen Setting einen spezifischen Beitrag leisten kann und wie speziell die Berufsgruppe der Pflegeassistenzberufe darauf vorbereitet werden sollte. Ein besonderes Augenmerk gilt dabei der Erhebung von Herausforderungen und Chancen bei der Zusammenarbeit mit pflegenden Angehörigen.

Folglich können bereits im Rahmen der Ausbildung der Pflegeassistenzberufe und Sozialhilfeberufe mit pflegerischen Kompetenzen entsprechende Schwerpunkte gesetzt werden, um diese Berufsgruppen optimal auf die Unterstützung pflegender Angehöriger vorzubereiten. Dazu wird in der vorliegenden Arbeit folgende Forschungsfrage gestellt: „Mit welchen Herausforderungen sehen sich Pflegepersonen der Pflegeassistenzberufe in der Unterstützung von pflegenden Angehörigen im häuslichen Setting konfrontiert?"

Im folgenden Teil der Arbeit wird die Forschungsfrage beantwortet. Hierfür werden die Ergebnisse der durchgeführten Interviews mit den Literaturergebnissen aus dem theoretischen Teil der vorliegenden Arbeit in Verbindung gebracht.

3.3.1 Herausforderungen pflegender Angehöriger im häuslichen Setting

Der Personengruppe der pflegenden Angehörigen ist es kaum möglich, das Ausmaß der Pflege- und Betreuungsleistungen zu Beginn der informellen Pflegetätigkeit umfassend einzuschätzen. Dennoch wird diese Tätigkeit in Österreich von rund 950.000 Personen mit viel Engagement im häuslichen Umfeld übernommen (Bundesministerium für Arbeit, Soziales, Gesundheit und Konsumentenschutz, 2024b).

Weiler et al. (2019, S. 83) betonen die Tatsache, dass sich pflegende Angehörige kaum auf die bestehende Herausforderung vorbereitet fühlen und die hohe emotionale Belastung, welche mit der Übernahme der häuslichen Pflege für betroffene pflegende Angehörige einhergeht, zu Beginn kaum eingeschätzt werden kann. Diese Erkenntnis stimmt mit den empirischen Ergebnissen der vorliegenden Arbeit überein, da auch hier die hohe körperliche und psychische Herausforderung betont wurde, welche mit der Übernahme einer Pflegetätigkeit im häuslichen Umfeld für pflegende Angehörige verbunden ist.

Als weitere Herausforderungen wurden bei den Befragungen fehlende Informationen betreffend den Ablauf von Pflegehandlungen, Unwissenheit über bürokratische Abläufe, die Organisation von Hilfsmitteln oder die Möglichkeit von Hilfs- und Unterstützungsangeboten genannt. Dazu kommen auch noch fehlende Informationen über finanzielle Hilfen oder Versicherungsmöglichkeiten für pflegende Angehörige. Diese Erkenntnisse gehen auch aus der Literatur hervor, in der beispielsweise eine Angehörigenbefragung zum Ergebnis kommt, dass die Herausforderungen für pflegende Angehörige neben pflegebezogenen Schwierigkeiten vor allem auch bürokratische und finanzielle Hürden sind. Dazu besteht noch eine große Belastung durch die erforderliche Neuorganisation der alltäglichen Abläufe und die notwendige Adaptierung des Umfeldes (Nagl-Cupal et al., 2018, S. 228-244).

Hinzu kommt noch das Gefühl von großer Verantwortung für die zu pflegenden Angehörigen. Verantwortungsübernahme für körperliche Bedürfnisse der zu Pflegenden, die Durchführung der pflegerischen Maßnahmen selbst und deren reibungslose Organisation. Vor diesem Aspekt ist zu betonen, dass noch ein verändertes Rollenbild hinzukommt und die Bedürfnisse der pflegenden Angehörigen gänzlich in den Hintergrund gestellt werden müssen. Diese Personengruppe hat kaum die Möglichkeit, die eigenen Sorgen und Bedürfnisse zu äußern, was unmittelbar mit einem hohen psychischen und physischen Stress einhergeht (Weiler et al., 2019, S. 83; Gebhart & Klotz, 2017, S. 324). Die Befragten bestätigten diese Aspekte mit den Aussagen, dass Überforderung bei den pflegenden Angehörigen häufig auf das Gefühl von alleiniger Verantwortung für die zu Pflegenden zurückzuführen ist. Es fehlt an Informationen über pflegerische Abläufe und Betroffene sind häufig auf eine Pflegedienstorganisation angewiesen, welche die Organisation und Durchführung weiterer Unterstützungsmaßnahmen einleiten kann. Erschwerend kommt aus der Sicht der Interviewpartner/innen hinzu, dass pflegende Angehörige täglich veränderten Rollenverhältnissen ausgesetzt sind, jedoch diesbezügliche Emotionen, Sorgen und Nöte kaum oder gar nicht gezeigt werden.

Umfassende Sorge um ein Familienmitglied zehrt häufig an den pflegenden Angehörigen, sodass diese Personengruppe kaum einen Abstand zur Pflegesituation aufbauen kann. Erschwerend kommt hinzu, dass es kaum Pausen von dieser Tätigkeit gibt und folglich die Betroffenen häufig über ihre körperlichen und emotionalen Grenzen gehen. Eigene Bedürfnisse rücken zunehmend in den Hintergrund und ein mangelndes Bewusstsein für die Selbstpflege ist bei pflegenden Angehörigen vorherrschend (Gebhart & Klotz, 2017, S. 324; Weiler et al., 2019, S. 83). Auch die Interviewpartner/innen sehen die Tätigkeit der pflegenden Angehörigen als eine Tätigkeit, die 24 Stunden an sieben Tagen in der Woche stattfinden muss. Zeit für eine Pause ist kaum vorhanden und so gut wie gar nicht planbar. Folglich sehen die Befragten kaum Potential für eine physische oder psychische Entlastung. Pflegende Angehörige müssen über ihre persönlichen Grenzen gehen. Dies betrifft sowohl körperliche Grenzen als auch Grenzen von Ekel und Scham im Rahmen der pflegerischen Versorgung.

Abschließend konnten in den Interviews noch übereinstimmende Herausforderungen bei einem veränderten Nähe- und Distanzverhältnis, welches auf die persönliche Betroffenheit von der Situation, aber auch auf die enge Beziehung zur pflegebedürftigen Person zurückzuführen ist, erhoben werden. Der Wunsch nach einer optimalen Versorgungssituation im häuslichen Setting resultiert daraus. Können die selbstgesteckten Ziele der pflegenden Angehörigen jedoch nicht erreicht werden, führt dies zwangsläufig zu einem Gefühl von Machtlosigkeit und Überforderung (Nagl-Cupal et al., 2018, S. 228-244; Waldenberger et al., 2022, S. 204).

Abschließend wird hinsichtlich der Herausforderungen für pflegende Angehörige von den Befragten noch betont, dass vor allem die Betreuung schwerstkranker und sterbender Menschen häufig unweigerlich zu einer Überforderung der Angehörigen führt, welche meist mit starker Angst in Verbindung steht. Angst, einen Fehler in der Versorgung zu machen, aber auch Angst, etwas zu übersehen. Rungg & Schiefermeier-Mach (2023, S. 24-36) betonen in deren Arbeit auch die Wichtigkeit einer effizienten Zusammenarbeit von informeller und professioneller Pflege, gerade hinsichtlich der Betreuung Schwerstkranker und Sterbender im häuslichen Umfeld. Die Belastung von pflegenden Angehörigen kann durch eine begleitende und unterstützende Kooperation deutlich verringert werden.

Abschließend wurde hinsichtlich der Belastungen von pflegenden Angehörigen von den Befragten auch noch die aktuelle Situation eines generellen Personalmangels im Gesundheitswesen genannt. Veränderte familiäre Strukturen und fehlende Entlastungsmöglichkeiten für pflegende Angehörige wurden als äußerst herausfordernd eingestuft. Auch aus der Literatur lässt sich die Notwendigkeit von entsprechenden Entlastungsgesprächen für pflegende Angehörige ableiten. Nur so erscheint es möglich, dass auch pflegende Angehörige das notwendige Verständnis und eine erforderliche Unterstützung im Rahmen einer aktiven Gesundheitspflege erfahren können (Kunz, 2020, S. 61-62).

3.3.2 Die Rolle der Pflege bei der Entlastung pflegender Angehöriger

Die häusliche Pflege ist geprägt von komplexen Pflegesituationen, welche gekennzeichnet sind durch zunehmende Multimorbidität, chronische Krankheitsverläufe und gerontopsychiatrische Krankheitsbilder. Daraus geht hervor, dass vor allem auch die Personengruppe der pflegenden Angehörigen vor komplexen Herausforderungen steht. Häufig werden Überforderung und Machtlosigkeit aber nicht unmittelbar angesprochen, sondern es ist die Aufgabe der Pflegekräfte im mobilen Setting, einen notwendigen Unterstützungs- und Entlastungsbedarf möglichst frühzeitig zu erkennen. Vor allem die notwendige Kommunikationsarbeit wird in diesem Zusammenhang betont (Nöhammer & Popp, 2022, S. 27).

Die Kommunikation als wesentlicher Faktor, vor allem in der Früherkennung von Überforderungen bei pflegenden Angehörigen, wurde auch im Rahmen der Interviews erhoben. Ebenso wichtig wurde aber vor allem die Wahrnehmung und Beobachtung gewertet. Nachdem betroffene Personen einen notwendigen Entlastungsbedarf nicht immer im Gespräch mit Pflegepersonen äußern, erschien es den befragten Pflegepersonen als essenziell, einen umfassenden Blick auf das häusliche Umfeld, aber auch auf die Verhaltensweisen von pflegenden Angehörigen zu werfen. Versinkt das häusliche Umfeld zunehmend im Chaos, werden vereinbarte Aufgaben nicht mehr erledigt von den pflegenden Angehörigen oder werden Aufgaben sukzessive an die mobile Pflege übertragen, könnte dies bereits ein Hinweis auf einen möglichen Unterstützungs- oder Entlastungsbedarf sein. Beck und Baumeister (2025, S. 41-50) betonen in diesem Zusammenhang, dass das Potential für eine Belastung oder Überforderung noch höher erscheint, wenn die Beziehung zwischen pflegenden Angehörigen und zu pflegenden Personen schon vor der Abhängigkeitsbeziehung herausfordernd war oder die Pflege unfreiwillig oder als Folge gesellschaftlicher Erwartungen geleistet wird.

Letztlich wird von den Interviewpartner/innen auch ein besonders herausforderndes Verhalten der pflegenden Angehörigen gegenüber dem mobilen Pflegedienst als Indiz einer möglichen Überforderung in Betracht gezogen. Weiters wird betont, dass neben einer einfühlsamen Kommunikation vor allem ein gelungener Beziehungsaufbau zwischen Pflegepersonen und pflegenden Angehörigen hilfreich hinsichtlich einer frühzeitigen Erkennung eines Unterstützungs- oder Entlastungsbedarfs sein kann. In diesem Zusammenhang lässt sich auch aus der Literatur ableiten, dass Entlastungs- und Unterstützungsangebote von professionell Pflegenden vom Ausmaß einer psychosozialen Begleitung durch den Pflegedienst abhängig sind. Die Beziehung zu den pflegenden Angehörigen braucht eine Stabilität, um professionell begleiten und unterstützen sowie entlasten zu können, und muss in ausreichendem Maß in die Pflege- und Betreuungsmaßnahmen integriert sein (Beck & Baumeister (2025, S. 49-50).

3.3.3 Die Rolle der Pflegeassistenzberufe bei der Entlastung pflegender Angehöriger

Neben dem gehobenen Dienst für Gesundheits- und Krankenpflege stellen im mobilen Pflegesetting vor allem die Berufsgruppen der Pflegefachassistenz und der Pflegeassistenz sowie die Sozialhilfeberufe mit pflegerischen Kompetenzen den größten Anteil an erforderlichen Pflege- und Betreuungsmaßnahmen sicher (Fichtinger & Rabl, 2014, S. 14). Neben der Durchführung der Pflegetätigkeiten im häuslichen Setting stehen die Berufsgruppen der Pflegeassistenzberufe vor allem vor der Herausforderung, die pflegerische Beobachtung und Wahrnehmung sicherzustellen (§83 Abs. 1 GuKG). Hinsichtlich dieser Beobachtung und Wahrnehmung steht aber nicht nur die pflegebedürftige Person im Mittelpunkt, sondern auch bei den pflegenden Angehörigen im mobilen Setting sollte ein Schwerpunkt gesetzt werden (Pfabigan et al., 2020, S. 86-92). Eine notwendige pflegerische Qualifikation der Pflegeassistenzberufe hinsichtlich Angehörigenarbeit geht auch aus der aktuellen Ausbildungsverordnung für diese Berufsgruppen eindeutig hervor (BGBl. II, 2016, Nr. 301).

Pflegende Angehörige werden von Pflegekräften im mobilen Setting überwiegend als essenzielle Ressource bezeichnet. Demnach werden auch die wertschätzende Zusammenarbeit mit pflegenden Angehörigen, aber auch die Information dieser Personengruppe über Strukturen, Abläufe und Erfordernisse im Rahmen der mobilen Pflege sowie das Setzen gemeinsamer Ziele als essenzielle Aufgabe der Pflegeassistenzberufe betrachtet.

Wie in der Literatur von Pfabigan et al. (2020) beschrieben, muss ein Schwerpunkt seitens der professionell Pflegenden bei der Angehörigenarbeit gesetzt werden. Die Pflegeassistenzberufe sind aufgrund der hohen Frequenz von Hausbesuchen auch vermehrt auf gute Rahmenbedingungen angewiesen. Eine einfühlsame, aber klare Kommunikation auf Augenhöhe, ein wertschätzendes Verhalten und gegenseitiger

Respekt erscheinen als fundamental für eine gelungene Angehörigenarbeit. Eine enge Zusammenarbeit zwischen den Pflegeassistenzberufen und den pflegenden Angehörigen kann folglich für das Erreichen gemeinsamer Ziele, welche meist die Versorgungssicherheit von pflegebedürftigen Personen im häuslichen Setting betreffen, entscheidend sein. Diese Tätigkeiten fordern diese Berufsgruppen vor allem dahingehend, weil die notwendigen Zeitressourcen für diese wichtigen Tätigkeiten im Rahmen der Angehörigenarbeit nicht immer gegeben sind. Die befragten Pflegepersonen waren sich einig, dass häusliche Pflege ohne die Personengruppe der pflegenden Angehörigen viel schwieriger werden würde bzw. eine Sicherstellung der Versorgung nicht in allen Fällen gegeben wäre. Daher sollte beispielgebend die notwendige Zeit für das Durchführen von Angehörigenentlastungsgesprächen bereits im Vorfeld geplant werden und im zeitlich geplanten Ausmaß der Betreuung enthalten sein. Angehörigenarbeit basiert auf gegenseitigem Verständnis, gegenseitiger Akzeptanz und einer wertschätzenden Kommunikationskultur. Nur so kann die häusliche Versorgung langfristig sichergestellt werden und herausfordernde Situationen können schnell und professionell entlastet werden.

3.3.4 Herausforderungen bei der Unterstützung von pflegenden Angehörigen

Die Sicherheit und Kompetenz in der Versorgung und Pflege von Menschen in unterschiedlichen Settings werden als Ziel von jeglichen pflegerischen Ausbildungen genannt (Halbmayr-Kubicsek, 2021, S. 26). Hier betrachten Pfabigan et al. (2020, S. 86) auch die notwendige Kompetenz der Pflegeassistenzberufe bei der partnerschaftlichen Zusammenarbeit mit pflegenden Angehörigen als essenziell. Gerade die Kompetenz hinsichtlich Instruktion und Unterstützung pflegender Angehöriger im häuslichen Setting muss mehr als in jedem anderen pflegerischen Bereich in den Fokus rücken. Zu diesem Ergebnis kommen auch die Interviewpartner/innen der vorliegenden Arbeit, wenn die Aussage getätigt wird, dass es auf jeden Fall große Unterschiede hinsichtlich der Angehörigenarbeit in den unterschiedlichen Pflegesettings gibt.

Pfabigan et al. (2020, S. 87-92) betrachten das Bewusstsein der Gastrolle im mobilen Pflegesetting als essenzielle handlungsleitende Erkenntnis. Auch die in der Arbeit befragten Personen beschreiben Pflegepersonen im mobilen Setting vorerst als Fremde im Haus der zu pflegenden Personen und folglich auch der pflegenden Angehörigen. Sie fühlen sich als Erbringer/innen einer Dienstleistung und versuchen, den hohen Anspruch an die pflegerischen Leistungen erfüllen zu können. Pflegefachassistent/innen und Pflegeassistent/innen sind mit den hohen Qualitätsansprüchen der pflegenden Angehörigen konfrontiert und stehen häufig vor der Herausforderung, nicht allen Wünschen nachkommen zu können. Ebenso entstehen besondere Probleme, wenn in Folge von Konflikten, fordernden Pflegesituationen oder emotionalen Ausbrüchen die eigenen Grenzen als Pflegepersonen nicht gewahrt werden können. Diese emotional belastende Situation soll im besten Fall jedoch weder für die pflegebedürftige Person noch für die pflegenden Angehörigen spürbar sein. Auch wenn die Beziehungsgestaltung und Kommunikation als essentielle Kompetenz der Pflegeassistenzberufe betrachtet werden, kommt es häufig gerade in den genannten Situationen zu einer Belastung der Beziehungsebene zwischen den betroffenen Parteien.

Die pflegenden Angehörigen müssen im Rahmen einer pflegerischen Fachkompetenz als Ressource erkannt werden. So können pflegende Angehörige, gerade von der Berufsgruppe der Pflegeassistenzberufe, in pflegerische Abläufe einbezogen werden und auch in der Handhabung von Hilfsmitteln und/oder Medizinprodukten professionell instruiert werden (Pfabigan et al., 2020, S. 87-92). Auch die Ergebnisse der Interviews führen zur Erkenntnis, dass Angehörigenarbeit laufend passieren muss, da die Personengruppe der pflegenden Angehörigen meist ununterbrochen die Pflegehandlungen im häuslichen Setting bewohnt. Dies stellt sich für die betroffenen Pflegepersonen oft als sehr herausfordernd dar. Bestätigt wird dies auch durch die Aussage, dass es sehr schwierig erscheint, pflegende Angehörige zufrieden zu stellen und ihnen die Angst nehmen zu können. Es ist herausfordernd, immer wieder zeigen zu müssen, dass gewissenhaft und genau gearbeitet wird. Bei professionell Pflegenden kommt das Gefühl auf, sich immer wieder von Neuem beweisen zu müssen.

Weiters wünschen sich pflegende Angehörige aus der Sicht der Interviewpartner/innen das Gefühl von Sicherheit und die Möglichkeit, vorherrschende Ängste im Rahmen der Angehörigenarbeit anzusprechen. In diesem

Zusammenhang betonen Pfabigan et al. (2020, S. 87-92), dass Pflegeassistenzberufe über ein umfassendes Pflegewissen verfügen müssen. Ein adäquates Verhalten bei gesundheitlichen Krisen und bei medizinischen Notfällen sowie die umfassende Information von pflegenden Angehörigen werden als unverzichtbar betrachtet.

Abschließend wird noch das fehlende Verständnis sowie eine zu geringe Wertschätzung für die pflegerische Arbeit im häuslichen Setting als weitere Herausforderung gesehen (Brenne et al., 2022, S. 10; Sharhriari et al., 2024, S. 215). In Hinblick auf die Erwartungen an die Angehörigenarbeit wurde auch von den befragten Pflegepersonen betont, dass gerade ein gegenseitiges Verständnis und die gegenseitige Akzeptanz langfristig die Versorgung im häuslichen Umfeld sicherstellen und auch weiterentwickeln können. Diese Akzeptanz fordert gerade auch von den pflegenden Angehörigen das Vertrauen in die professionelle Qualität der Pflegekräfte im mobilen Setting.

3.3.5 Erwartungen und Chancen der Angehörigenarbeit

Da bei vorliegenden Forschungsarbeiten aus dem mobilen Pflegesetting der Fokus auf dem gehobenen Dienst für Gesundheits- und Krankenpflege liegt, ist kaum Literatur über die Berufsgruppen der Pflegefachassistenz und der Pflegeassistenz im mobilen Setting vorhanden. Nachdem aber gerade diese beiden Berufsgruppen einen nicht unwesentlichen Teil des multiprofessionellen Teams in der Pflege darstellen und im mobilen Setting vorrangig im unmittelbaren Kontakt zu den pflegenden Angehörigen stehen, wurden für die vorliegende Arbeit Erwartungen und Chancen der Angehörigenarbeit erhoben, wo sich diesbezüglich keine relevante Literatur fand.

Die vorliegende Arbeit kommt aufgrund der erhobenen Ergebnisse zu dem Schluss, dass sich die evidenten und manifesten Resultate einer gelungenen Angehörigenarbeit in einer funktionierenden Zusammenarbeit von pflegenden Angehörigen und mobilen Pflegekräften manifestieren, welche von gegenseitigem Vertrauen geprägt ist.

Die Erhebung von Besonderheiten und Individualitäten pflegebedürftiger Personen ermöglicht eine Fokussierung auf eine qualitativ hochwertige Betreuung und Pflege. Die Befragten kommen zu dem Ergebnis, dass in diesem Zusammenhang durch eine gelungene Angehörigenarbeit eine professionelle Versorgung im häuslichen Umfeld, gemeinsam mit pflegenden Angehörigen, bis zum Tod sichergestellt werden kann. Der Wunsch vieler pflegebedürftiger Menschen, zu Hause gepflegt zu werden, kann somit wieder häufiger erfüllt werden. Auch Rungg und Gratl kommen zu dem Ergebnis, dass pflegende Angehörige durch professionelle Pflegepersonen Sicherheit im Umgang mit sterbenden Personen im häuslichen Setting erfahren. Deren Handlungskompetenz wird dadurch erhöht und kritische Pflegesituationen können im Vorfeld entschärft werden und dazu beitragen, dass unnötige Krankenhauseinweisungen am Lebensende vermieden werden können (Rungg & Gratl, 2020, S. 28).

Erfolgreiche Angehörigenarbeit ist gekennzeichnet durch gegenseitige Unterstützung und ein Handeln auf Augenhöhe. Die Entlastung pflegender Angehöriger ist ein wesentlicher Aspekt, um die Herausforderungen der häuslichen Pflege zu bewältigen. Dies hat auch Auswirkungen auf das Gesundheitssystem, da eine Sicherstellung der Pflege und Betreuung im häuslichen Umfeld letztlich zu einer Entlastung desselben führt. Eine von gegenseitigem Verständnis geprägte Angehörigenpflege kann somit positive Entwicklungen in der häuslichen Versorgung herbeiführen. Die gegenseitigen Ressourcen von pflegenden Angehörigen und mobilen Pflegekräften können dabei nutzbar gemacht werden. Viele der Ergebnisse der vorliegenden Arbeit decken sich mit den handlungsleitenden Kenntnissen aus dem Curriculum für die Pflegeassistenzberufe von Pfabigan et al. (2020).

Es besteht weiters die Auffassung, dass die Angehörigenarbeit vermehrt als integraler Bestandteil des Tätigkeitsprofils der Pflegeassistenzberufe im häuslichen Setting etabliert werden sollte, wobei die dafür aufzuwendenden Zeitressourcen als fixer Bestandteil zu betrachten sind. Der Aufbau einer Beziehung zwischen den pflegenden Angehörigen und den Pflegekräften stellt eine grundlegende Voraussetzung für eine gelungene Angehörigenarbeit dar.

Als weiterer Entwicklungsbedarf wird ein funktionierendes Bindeglied zwischen Krankenhaus und mobiler Pflege genannt. Angehörige sehen sich vielfach mit unzureichenden Informationen über den Gesundheitszustand pflegebedürftiger Familienmitglieder konfrontiert. Im Sinne einer funktionierenden Angehörigenarbeit sollte es diesbezüglich aber zu keiner Überforderung von pflegenden Angehörigen mehr kommen. Dies kann beispielsweise der Fall sein, wenn die pflegebedürftigen Personen mit einem erweiterten Pflegebedarf ohne Information und Vorankündigung aus dem Krankenhaus entlassen werden.

Schließlich ist es auch von Bedeutung, im Kontext der Angehörigenarbeit auch die Grenzen der Hauskrankenpflege zu thematisieren. Diese können nur in Zusammenarbeit mit verschiedenen Akteuren weiter gesteckt werden. Dazu gehören die Schaffung angemessener Rahmenstrukturen in der häuslichen Pflege, beispielsweise im Hinblick auf die hausärztliche Grundversorgung, notwendige Unterstützung bei Rettungstransporten sowie ein erweitertes öffentliches Verständnis für die Situation der pflegenden Angehörigen und des Pflegepersonals im häuslichen Umfeld.

3.3.6 Themenschwerpunkte in der Ausbildung Pflegeassistenzberufe

Das Curriculum für die Pflegeassistenzberufe ist ein offenes Curriculum, welches in Form von Themenfeldern unterschiedliche pflegerische Settings und Zielgruppen beleuchtet und entsprechende Schwerpunkte im Rahmen der Ausbildung vorsieht. Neben dem Bewusstsein der Gastrolle wird ein Schwerpunkt auf den wertschätzenden und empathischen Umgang mit Pflegebedürftigen und deren Angehörigen gelegt. Ebenso wird die Beziehungsgestaltung und Kommunikation betont, aber auch der Unterschied und die Bedeutung der informellen und der professionellen Pflege werden thematisiert. Pflegende Angehörige sollen als Ressource erkannt werden und mit einem umfassenden Pflegewissen seitens der Pflegeassistenzberufe in ihrer informellen Tätigkeit unterstützt werden können (Pfabigan et al., 2020, S. 86-92).

Die Zusammenarbeit zwischen Pflegeassistenzkräften und pflegenden Angehörigen im häuslichen Setting ist ein zentraler Aspekt der Pflegepraxis. Diese Kooperation ist entscheidend für die Qualität der Pflege und das Wohlbefinden der Pflegebedürftigen. Aufgrund der Ergebnisse der vorliegenden Untersuchung werden mehrere Themenbereiche als wesentlich erkannt und als mögliche Ausbildungsschwerpunkte für die Pflegeassistenzausbildung betrachtet.

Als notwendig werden Fähigkeiten in der Kommunikation und Beziehungsgestaltung von den Befragten bewertet. Die Entwicklung effektiver Kommunikationsstrategien stellt eine wesentliche Kompetenz dar. Im Rahmen der Ausbildung von Pflegeassistenzkräften sollte daher ein besonderes Augenmerk auf die Vermittlung von Kenntnissen gelegt werden, die es ermöglichen, mit pflegenden Angehörigen empathisch und klar zu kommunizieren. Dadurch können Missverständnisse vermieden und eine vertrauensvolle Beziehung aufgebaut werden, so die Ergebnisse der Befragung.

Einen weiteren Schwerpunkt stellt die Kooperation und Koordination in der Zusammenarbeit mit pflegenden Angehörigen für Pflegeassistenzkräfte dar. Pflegeassistenzkräfte müssen über die Kompetenz verfügen, Pflegepläne in Zusammenarbeit mit den Angehörigen umzusetzen und deren Implementierung zu beobachten. Veränderungen müssen wahrgenommen und Schlüsse daraus gezogen werden. Dies erfordert neben organisatorischen Fähigkeiten ein Verständnis für die dynamischen Prozesse in der häuslichen Pflege.

Weiters beinhaltet die Ausbildung praktische Pflegetechniken sowie den Pflegeprozess. Pflegeassistenzkräfte sind gefordert, pflegende Angehörige in diesen Techniken anzuleiten und zu unterstützen, um eine kontinuierliche und qualitativ hochwertige Pflege sicherstellen zu können. Die Zusammenarbeit mit pflegenden Angehörigen ist aber vielfach auch mit Herausforderungen verbunden, die sich in emotionalen Belastungen, divergierenden Pflegeverständnissen sowie organisatorischen Schwierigkeiten manifestieren können. Pflegeassistenzkräfte sollten in der Lage sein, sich mit derartigen Herausforderungen adäquat zu identifizieren und Lösungsansätze abrufen zu können. Pflegende Angehörige emotional unterstützen zu können, indem sie ein Verständnis für die individuelle Situation zeigen und bei Bedarf professionelle Hilfe vermitteln bzw. notwendige Pflegeinterventionen setzen, zeigt auch von pflegerischer Kernkompetenz.

Abschließend stellt die Anleitung der pflegenden Angehörigen in Pflegetechniken und im Umgang mit Pflegehilfsmitteln einen notwendigen Schwerpunkt dar. Ein solcher fördert die Selbstwirksamkeit der pflegenden Angehörigen und entlastet die Pflegeassistenzkräfte im mobilen Setting.

Zusammengefasst lässt sich festhalten, dass die Ausbildungsinhalte der Pflegeassistenzberufe eine fundierte Basis für die Zusammenarbeit mit pflegenden Angehörigen im häuslichen Setting vermitteln sollten. Durch gezielte Schwerpunktsetzungen in den Bereichen Kommunikation, Kooperation und praktische Pflegetechniken können die angehenden Pflegeassistenzkräfte auf die vielfältigen Herausforderungen in der häuslichen Pflege vorbereitet werden, um eine qualitativ hochwertige Pflege gewährleisten und die pflegenden Angehörigen professionell unterstützen und begleiten zu können.

3.4 Limitationen

Der Theorieteil der vorliegenden Abschlussarbeit beinhaltet Themen und Inhalte, welche für die Beantwortung der Forschungsfrage als wesentlich betrachtet werden. Dazu finden sich nicht nur Arbeiten, welche einem Peer-Review-Prozess unterzogen wurden, sondern auch Literatur, welche von diesem Qualitätsmerkmal Abstand nimmt, für die vorliegende Untersuchung jedoch von hoher Relevanz erscheint und mit der Tatsache, der bislang geringen Evidenz zur gewählten Forschungsthematik, begründet werden kann.

Weiters beschränkten sich die im Rahmen dieser Forschungsarbeit durchgeführten Interviews auf das Bundesland Niederösterreich. Eine Befragung, die sich auf eine größere Fläche und eine höhere Anzahl von Personen bezieht, wäre von großem Interesse, um sowohl regionale Unterschiede feststellen zu können als auch die Liste der Herausforderungen, Chancen und Erwartungen erweitern zu können.

Als alternative Form der Datenerhebung wäre eine offene Gruppendiskussion denkbar gewesen, ebenso eine quantitative Erhebung von Daten. Bei dieser Erhebungsform wären die subjektiven Erlebnisse im Hintergrund gestanden, jedoch hätte eine Zuordnung der Befragten zu unterschiedlichen Altersgruppen und Pflegestufen erfolgen können, um mögliche Unterschiede erkennen zu können.

Aufgrund der Konzentration der Untersuchung auf Pflegepersonen der Berufsgruppen der Pflegefachassistenz, Pflegeassistenz und des gehobenen

Dienstes für Gesundheits- und Krankenpflege sind keine Rückschlüsse der Ergebnisse auf andere Berufsgruppen zulässig. Die Rekrutierung von acht Personen ermöglicht eine gute theoretische Datensättigung. Die Anzahl von besagten acht interviewten Personen kann jedoch als limitierender Faktor angesehen werden.

4 Schlussteil

Im letzten Kapitel der vorliegenden Arbeit werden die wichtigsten Ergebnisse nochmals erläutert und mit dem übergeordneten Forschungsziel sowie der formulierten Forschungsfrage in Zusammenhang gebracht. Weiters werden, abgeleitet aus den Ergebnissen, Empfehlungen für das Praxisfeld gegeben und abschließend Implikationen für eine mögliche weiterführende Forschungsarbeit dargestellt.

4.1 Schlussfolgerungen

Die pflegenden Angehörigen im häuslichen Setting stellen eine der wichtigsten Ressourcen dar, um die Versorgungssicherheit von pflegebedürftigen Personen in ihrem eigenen Zuhause sicherstellen zu können. Folglich hat die vorliegende Untersuchung das Ziel, in einem ersten Schritt die veränderte Rolle dieser Personengruppe im Kontext der mobilen Pflege zu erfassen. Dahingehend wird erhoben, mit welchen Herausforderungen pflegende Angehörige konfrontiert sind und wie ein notwendiger Unterstützungs- oder Entlastungsbedarf dieser Personengruppe von Pflegepersonen im mobilen Setting frühzeitig erkannt werden kann. Des Weiteren wird der Frage nachgegangen, wie sich die Zusammenarbeit mit pflegenden Angehörigen aus der Perspektive der Pflegepersonen darstellt und welche Herausforderungen hinsichtlich dieser Zusammenarbeit gerade für die Berufsgruppe der Pflegeassistenzberufe vorherrschend sind. Daraus ergibt sich die Forschungsfrage wie folgt: „Mit welchen Herausforderungen sehen sich Pflegepersonen der Pflegeassistenzberufe in der Unterstützung von pflegenden Angehörigen im häuslichen Setting konfrontiert?“

Angehörigenarbeit im mobilen Pflegesetting stellt dahingehend eine Besonderheit dar, da Pflege im häuslichen Umfeld als Dienstleistung angesehen wird. Professionell Pflegende, aber vor allem die Berufsgruppen der Pflegeassistenzberufe, sehen sich aufgrund der hohen Betreuungsfrequenzen mit den hohen Erwartungshaltungen der betroffenen Personen konfrontiert. Dieser hohe Qualitätsanspruch wird gerade von pflegenden Angehörigen auch kontinuierlich kontrolliert. Das Setting der mobilen Pflege fordert demnach von allen Seiten ein gegenseitiges Vertrauen, welches die

Grundlage für eine gelungene Pflegebeziehung darstellt. Nicht immer ist diese Grundlage jedoch sichergestellt und mobile Pflegekräfte sehen sich mit einer Vielzahl an Herausforderungen konfrontiert.

Eine dieser Herausforderungen stellt die Tatsache dar, dass Pflegepersonen eine Gastrolle innehaben und gerade zu Beginn einer Pflegebeziehung als Fremde im Haus betrachtet werden. Weiters kommt erschwerend hinzu, dass neben dieser Gastrolle vor allem die veränderte Situation der betroffenen Familie auch zu einer Herausforderung für die Pflegenden wird. Angst und Unsicherheit, aber auch Überforderung und Machtlosigkeit sind emotionale Herausforderungen für pflegende Angehörige, welche von Pflegepersonen in der häuslichen Pflege mitgetragen werden sollten.

Diese Emotionen zeigen sich häufig im Verhalten durch die dauernde Anwesenheit der pflegenden Angehörigen bei Pflegehandlungen, aber auch durch die hohen Qualitätsansprüche an die mobile Pflege. Pflegepersonen stehen folglich vor der Herausforderung, diese Ansprüche nicht immer erfüllen zu können, da seitens der pflegenden Angehörigen häufig der Weitblick auf die Gesamtsituation fehlt. Zeigt sich in diesem Setting beispielsweise noch eine familiäre Konfliktsituation, bezeichnen es Pflegepersonen als äußerst schwierig, die eigenen Grenzen zu wahren und die professionelle Kommunikation nie aus dem Fokus zu verlieren.

Angehörigenarbeit stellt sich aber nicht nur herausfordernd dar, sondern birgt auch Chancen für die mobile Pflege. Gerade die Berufsgruppen der Pflegeassistenzberufe stellen einen wesentlichen Teil des multiprofessionellen Teams in diesem Setting dar und identifizieren auch die Chancen der Angehörigenarbeit im häuslichen Setting. Betont wird dahingehend, dass eine gelungene Angehörigenarbeit eine Fokussierung auf eine qualitativ hochwertige Betreuung zulässt und mobile Pflege dadurch auch die Versorgung schwerstkranker und sterbender Personen sicherstellen kann. Erfolgreiche Angehörigenarbeit ist gekennzeichnet durch gegenseitige Wertschätzung, Kommunikation auf Augenhöhe sowie gegenseitigem Vertrauen und gegenseitiger Unterstützung. Kann dadurch eine Entlastung der pflegenden Angehörigen erreicht werden, wird in letzter Instanz auch eine Entlastung des Gesundheitssystems erreicht. Wird die Angehörigenarbeit als integraler Bestandteil des Tätigkeitsprofils der Pflegeassistenzberufe etabliert, müssen die Zeitressourcen dafür geschaffen werden, was letztlich den Aufbau einer Beziehung zwischen Pflegepersonal und den pflegenden Angehörigen positiv beeinflussen kann, da gerade dieser Beziehungsaufbau eine grundlegende Voraussetzung für eine gelungene Angehörigenarbeit darstellt. Zuletzt sichern gerade das gegenseitige Verständnis und die Akzeptanz füreinander langfristig die Versorgung im häuslichen Umfeld und gerade die Pflegeassistenzberufe leisten einen wesentlichen Beitrag für eine gelungene Angehörigenarbeit, aber auch für die Versorgungssicherheit und die Weiterentwicklung der Pflege im mobilen Setting.

4.2 Empfehlungen für die Praxis

Die vorliegende Untersuchung hat die zentrale Bedeutung der pflegenden Angehörigen im häuslichen Setting sowie die Herausforderungen in der Zusammenarbeit mit professionell Pflegenden, insbesondere den Pflegeassistenzberufen, beleuchtet. Basierend auf den gewonnenen Erkenntnissen lassen sich wichtige Schlussfolgerungen, beispielsweise für die Weiterentwicklung des Curriculums der Pflegeassistenzberufe, zukünftige Unterrichtsschwerpunkte und die erforderliche Haltung der Pflegepädagog/innen, ableiten.

Die Ergebnisse der Untersuchung verdeutlichen die Notwendigkeit einer Anpassung des Curriculums der Pflegeassistenzberufe, um den Herausforderungen der Angehörigenarbeit gerecht zu werden. Dabei sollten jedoch einige Aspekte berücksichtigt werden.

Die Angehörigenarbeit sollte als integraler Bestandteil des Tätigkeitsprofils der Pflegeassistenzberufe etabliert werden. Dies erfordert eine explizite Verankerung im Curriculum, um die Bedeutung dieser Aufgabe zu unterstreichen. Darüber hinaus muss die Fähigkeit, eine vertrauensvolle Beziehung zu pflegenden Angehörigen aufzubauen, stärker betont werden. Kommunikationstechniken, Konfliktmanagement und einfühlsame Gesprächsführung, insbesondere im Hinblick auf die Kommunikation mit pflegenden Angehörigen, sollten verstärkt im Rahmen der Ausbildung vermittelt werden. Wie in den Ergebnissen dieser Arbeit ersichtlich, müssen Pflegende der Pflegeassistenzberufe in der Lage sein, Anzeichen von Überforderung bei pflegenden Angehörigen frühzeitig zu erkennen. Das Curriculum sollte entsprechende Inhalte zur Beobachtung und Einschätzung von Belastungssituationen beinhalten. Hilfreich könnten auch praktische Ansätze zur Unterstützung und Entlastung pflegender Angehöriger sein. Solche könnten Teil des Praxisunterrichts am dritten Lernort sein und sowohl pflegerische als auch psychosoziale Aspekte umfassen.

Auf Basis der identifizierten Herausforderungen in der Angehörigenarbeit lassen sich potenzielle Unterrichtsschwerpunkte für die Ausbildung der Pflegeassistenzberufe ableiten. Zunächst wird die Schulung situationsangepasster Kommunikation unter Berücksichtigung der besonderen Dynamik im häuslichen Setting erwähnt. Darüber hinaus ist die Vermittlung von Strategien zum Umgang mit Angst, Unsicherheit und Überforderung bei pflegenden Angehörigen von großer Bedeutung. Zudem sollten Möglichkeiten zur Wahrung der eigenen professionellen Grenzen einen Unterrichtsschwerpunkt darstellen. Die Vermittlung und Umsetzung von Qualitätsstandards unter Berücksichtigung der Erwartungen und Bedürfnisse pflegender Angehöriger sowie die Sensibilisierung für ethische Dilemmata und Entscheidungsfindungsprozesse im Spannungsfeld zwischen professioneller Pflege und familiärer Fürsorge sind ebenfalls als zielführend zu erachten. Zusammenfassend lässt sich konstatieren, dass im Rahmen des Unterrichts ein ganzheitlicher Ansatz gefördert werden sollte, der die Ressourcen und Kompetenzen der pflegenden Angehörigen miteinbezieht und vor allem stärkt.

Die Integration der genannten Entwicklungen und Schwerpunkte in die Ausbildung erfordert eine entsprechende Haltung der Pädagog/innen. Diese sollten die Relevanz der Angehörigenarbeit für die Praxis betonen und praxisnahe Lehr- und Lernmethoden einsetzen, wie beispielsweise Simulationspersonen, die pflegende Angehörige verkörpern. Zudem sollten Pädagog/innen eine kritisch-reflexive Auseinandersetzung mit den Herausforderungen der Angehörigenarbeit fördern und das Selbstverständnis der Pflegeassistenzberufe dahingehend stärken, dass diese sich als wichtige Akteur/innen in der Angehörigenarbeit identifizieren und dadurch ihre Handlungskompetenz erweitern können. Hier wird auch die Vermittlung der Bedeutung kontinuierlicher Weiterbildung und die Anpassung an sich verändernde Anforderungen in der mobilen Pflege betont.

Zur Verankerung der genannten Aspekte in der Ausbildung der Pflegeassistenzberufe könnten folgende konkrete Maßnahmen in Erwägung gezogen werden: Eine verstärkte Integration von Simulationen und Rollenspielen zur Angehörigenarbeit zu Beginn der Ausbildung, um realitätsnahe Situationen zu üben und zu reflektieren. Eine Ausweitung der Praxisstunden in der mobilen Pflege, um den Auszubildenden mehr Erfahrungen in der Angehörigenarbeit zu ermöglichen. Zudem könnten Expert/innen aus der Praxis, einschließlich erfahrener pflegender Angehöriger, regelmäßig eingeladen werden, um authentische Einblicke in die Herausforderungen und Entwicklungsmöglichkeiten der Angehörigenarbeit zu vermitteln. Schließlich wird die mögliche Durchführung von praxisorientierten Projekten erwähnt, in denen Auszubildende Konzepte zur Unterstützung pflegender Angehöriger entwickeln und evaluieren können.

Zusammenfassend lässt sich festhalten, dass die Weiterentwicklung des Curriculums für Pflegeassistenzberufe mit einem verstärkten Fokus auf die Angehörigenarbeit von entscheidender Bedeutung ist. Die Integration der genannten Aspekte in die Ausbildung kann eine bessere Vorbereitung der angehenden Pflegepersonen auf die Herausforderungen der Zusammenarbeit mit pflegenden Angehörigen ermöglichen. Diesbezüglich ist eine Qualitätssteigerung in der häuslichen Pflege zu erwarten. Zudem werden die Professionalisierung und die Anerkennung der Pflegeassistenzberufe gefördert. Ferner wird die Versorgungssicherheit im häuslichen Umfeld gestärkt und die Entlastung des Gesundheitssystems unterstützt. Die Implementierung der zuvor genannten Empfehlungen erfordert ein Umdenken in der Ausbildungsgestaltung sowie eine enge Zusammenarbeit zwischen Bildungseinrichtungen, Praxispartner/innen und politischen Entscheidungsträger/innen. Eine ganzheitliche und praxisorientierte Ausbildung ist essenziell, um Pflegende der Pflegeassistenzberufe dazu zu befähigen, den komplexen Anforderungen der Angehörigenarbeit im mobilen Setting gerecht zu werden und einen wesentlichen Beitrag zur Weiterentwicklung der Pflege in diesem Bereich zu leisten.

4.3 Forschungsbezogener Ausblick

Für weitere Forschungsarbeiten erscheint es sinnvoll, Pflegende der Pflegeassistenzberufe zum Zeitpunkt des Berufseinstieges hinsichtlich der erworbenen Kompetenzen zu befragen. Eine Gegenüberstellung der bereits im mobilen Pflegesektor tätigen Personen mit Berufseinsteiger/innen würde ermöglicht werden. Eine weitere Fragestellung könnte sich auf die Untersuchung von Unterschieden zwischen ländlichen und urbanen Regionen richten. Zudem könnte die Befragung auf mehrere Organisationen oder Bundesländer ausgeweitet werden, um zusätzliche Erkenntnisse zu gewinnen und mögliche Unterschiede zu identifizieren. Schließlich könnte eine Untersuchung der Erwartungen der pflegenden Angehörigen an die Angehörigenarbeit durchgeführt werden. Das Ziel der Forschung muss es sein, die Auszubildenden bestmöglich auf den mobilen Pflegesektor vorzubereiten, indem eine umfassende Wissensvermittlung die erforderlichen Kompetenzen für den späteren Berufseinstieg sicherstellt.

Literaturverzeichnis

Adili, K., Strohmeier Navarro Smith, R. & Baumeister, B. (2021). Gute Angehörigenarbeit in der stationären und intermediären Betreuung und Pflege älterer Menschen. *Aktiv* (1), 11–15. https://doi.org/10.21256/zhaw-25315 (Stand: 20.03.2024)

Atteslander, P. (2008). *Methoden der empirischen Sozialforschung* (12. Auflage). ESV Basics Verlag.

Beck, T., & Baumeister, B. (2025): *Zwischen Liebe, Pflicht und Überforderung – die Rolle der Angehörigen in der häuslichen Pflege und Betreuung*. Denknetz. https://www.denknetz.ch/wp-content/uploads/2019/02/4_zwischen_Liebe_Pflicht_und_Ueberforderung_Beck_Baumeister.pdf (Stand: 15.01.2025)

Bogner, A., Littig, B. & Menz, W. (2014). *Interviews mit Experten: Eine praxisorientierte Einführung. Lehrbuch.* Springer Verlag. https://doi.org/10.1007/978-3-531-19416-5 (Stand: 24.03.2024)

Borbé, R., Pitschel-Walz, G. & Bäuml, J. (2024). *Psychoedukation und Angehörigenarbeit.* Springermedizin. https://www.springermedizin.de/emedpedia/detail/psychiatrie-psychosomatik-psychotherapie/psychoedukation-und-angehoerigenarbeit?epediaDoi=10.1007%2F978-3-642-45028-0_49 (Stand: 14.07.2024)

Brenne, B. A., Hedlund, M. & Ingstad, K. (2022). Exploring home-based care nurses' mindset for nursing practices: a phenomenological study. *BMC Nursing, 21*(291), 1–13. https://doi.org/10.1186/s12912-022-01068-w (Stand: 11.03.2024)

Bretbacher, C. (2020). Pflegeorganisation neu denken: Entwicklung Praxisstandard Primary Nursing ambulante Pflege. *ProCare, 25*(1-2), 37–41. https://doi.org/10.1007/s00735-020-1155-y (Stand: 22.03.2024)

Bundesarbeitsgemeinschaft Freie Wohlfahrt (Hrsg.). (2020a). *Pflege und Betreuung: Vorschläge zur Pflegereform.* https://www.freiewohlfahrt.at/download/

informationen/Pflege_und_Betreuung_Vorschlaege_Pflegereform_2020.pdf (Stand: 01.03.2024)

Bundesarbeitsgemeinschaft Freie Wohlfahrt (Hrsg.). (2020b). *Positionspapier: Pflege & Betreuung.* https://www.freiewohlfahrt.at/download/informationen/ Positionspapier_Pflege_und_Betreuung_2020.pdf (Stand: 01.03.2024)

Bundesarbeitsgemeinschaft Freie Wohlfahrt (Hrsg.). (2021). *Pflege und Betreuung: Dem Pflegekräftemangel entgegenwirken* (Positionspapier). https://www.freiewohlfahrt.at/download/informationen/Pflege_und_Betreuung_Pflegekraefte_2021.pdf (Stand: 01.03.2024)

Bundesministerium für Arbeit, Soziales, Gesundheit, Pflege und Konsumentenschutz. (2024a). *Österreichischer Pflegevorsorgebericht 2022.* https://www.sozialministerium.at/broschuerenservice (Stand: 16.04.2024)

Bundesministerium für Arbeit, Soziales, Gesundheit, Pflege und Konsumentenschutz. (2024b). Betreuende und pflegende Angehörige. https://www.sozialministerium.at/Themen/Pflege/Betreuende-und-Pflegende-Angehoerige.html (Stand: 16.04.2024)

Büker, C. (2015). *Pflegende Angehörige stärken: Information, Schulung und Beratung als Aufgaben der professionellen Pflege* (2., überarbeitete Auflage). Pflegepraxis. Verlag W. Kohlhammer.

Cartaxo, A., Koller, M., Mayer, H., Kolland, F. & Nagl-Cupal, M. (2023). Risk Factors with the Greatest Impact on Caregiver Burden in Informal Homecare Settings in Austria: A Quantitative Secondary Data Analysis. *Health & social care in the community,* 1–14. https://doi.org/10.1155/2023/3270083 (Stand: 12.03.2024)

Donmez, E., Dolu, I. & Kurklu, A. (2021). Nursing students' perspectives on the quality of nursing care in-home health care. *Medicine Science, 10*(2), 321–327. https://doi.org/10.5455/medscience.2020.08.168 (Stand: 03.06.2024)

Ertl, R., Kratzer, U. & Leichsenring, K. (2017). *Hauskrankenpflege: Wissen - planen - umsetzen* (4., überarbeitete Auflage). Facultas Verlag.

Famira-Mühlberger, U. & Firgo, M. (2018). *Aktuelle und künftige Versorgungsfunktion der mobilen Pflege- und Betreuungsdienste in Österreich.*

Wirtschaftsforschungsinstitut. https://www.wifo.ac.at/jart/prj3/wifo/resources/person_dokument/person_dokument.jart?publikationsid=61563&mime_type=application/pdf (Stand: 03.06.2024)

Famira-Mühlberger, U. (2020). *Pflegevorsorge in Gemeinden.* Wirtschaftsforschungsinstitut. https://www.wifo.ac.at/jart/prj3/wifo/resources/person_dokument/person_dokument.jart?publikationsid=66284&mime_type=application/pdf (Stand: 03.06.2024)

Fichtinger, C. & Rabl, R. (2014). *Arbeitsumfeld Hauskrankenpflege*. Springer Verlag.

Flick, U. (2021): *Qualitative Sozialforschung- Eine Einführung*. (10. Auflage). Rowohlt Taschenbuchverlag.

Gebhart, V. & Klotz, I. (2017). Perspektiven „guter Pflege" aus Sicht von pflegenden Angehörigen und professionellen Pflegekräften: eine qualitative Studie. *Pflegewissenschaft, 19*(7/8), 323–333. https://doi.org/10.3936/1500 (Stand: 03.06.2024)

Gesundheits- und Krankenpflegegesetz (GuKG), BGBl. I Nr. 108/1997 zuletzt geändert durch BGBl. I Nr. 75/2016 (2016).

Gesundheits- und Krankenpflegegesetz (GuKG), BGBl. I Nr. 108/1997 zuletzt geändert durch BGBl. I Nr. 108/2023 (2023).

Gläser, J. & Laudel, G. (2010). *Experteninterviews und qualitative Inhaltsanalyse als Instrumente rekonstruierender Untersuchungen* (4. Auflage). VS Verlag.

Halbmayr-Kubicsek, U. (2021). Für die Praxis gerüstet?! Practice Readiness am Ende des Fachhochschulstudiums Gesundheits- und Krankenpflege in Österreich. *Pflegenetz, 1*, 26–27. https://magazin.pflegenetz.at/artikel/fuer-die-praxis-geruestet-practice-readiness-am-ende-des-fachhochschulstudiums-gesundheits-und-krankenpflege-in-oesterreich/ (Stand: 06.03.2024)

Händler-Schuster, D. & Budroni, H. (Hrsg.). (2023). *Gemeinde- und Familiengesundheitspflege: Lehrbuch für die ambulante Pflege* (1. Auflage). Hogrefe Verlag.

Hilfswerk Österreich. (2018, 20. April). *Faktencheck Pflege, Teil 1 - Pflege nach dem Regress: Wo steht Österreichs Pflegesystem? Wie die Österreicherinnen und*

Österreicher im Alter gepflegt werden möchten und was das volkswirtschaftlich bedeutet (Pressemitteilung). https://www.hilfswerk.at/oesterreich/artikel-detail/news/faktencheck-pflege-teil-1-pflege-nach-dem-regress-wo-steht-oesterreichs-pflegesystem/ (Stand: 15.06.2024)

Interessensgemeinschaft pflegender Angehöriger. (2024). *Unterstützungsbedarf.* https://ig-pflege.at/?mtm_campaign=google_kampagne&gad_source=1&gclid=EAIaIQobChMIzJvDkaGKhwMVCyoGAB0x0gs4EAAYASAAEgKwdvD_BwE (Stand: 06.03.2024)

Jähnke, A. (2022). *Pflegefachpersonen als pflegende Angehörige: Eine qualitative Studie zum Erleben der Doppelrolle*. Springer Fachmedien.

Juraszovich, B., Rappold, E. & Gyimesi, M. (2023). *Pflegepersonalbedarfsprognose Update bis 2050: Aktualisierung der Pflegepersonalbedarfsprognose 2030. Ergebnisbericht.* Gesundheit Österreich GmbH. https://goeg.at/pflegepersonalprognose2030_update (Stand: 11.04.2024)

Kache, M., Römer, M., Müller, M. & Günther, S. (2015). *Leitfaden Literaturrecherche.* Technische Universität Dresden. https://tu-dresden.de/bu/verkehr/ibb/sft/ressourcen/dateien/lehre/informationen/ Leitfaden _Literaturrecherche.pdf?lang=de (Stand: 11.05.2024)

Kornmeier, M. (2024). *Wissenschaftlich schreiben leicht gemacht: Für Bachelor, Master und Dissertation* (10., aktualisierte und ergänzte Auflage). Haupt Verlag.

Kostrzewa, S. (2019). Konfrontation oder Kooperation? Angehörigenarbeit in der Pflege. *Die Schwester/Der Pfleger, 11*(19), 4-8. https://www.bibliomed-pflege.de/fileadmin/user_upload/BibPflege/Dokumente/Geschuetzt/sp/2019/11/ SP_2019-11_Kostrzewa_4-8.pdf (Stand: 04.01.2025).

Kunz, R. (2020). Gesprächszeit für belastete Angehörige. *Padua, 15*(1), 57–62. https://doi.org/10.1024/1861-6186/a000536 (Stand: 11.05.2024)

Lamnek, S. (2005). *Qualitative Sozialforschung: Lehrbuch* (4., vollständig überarbeitete Auflage). Beltz Verlag.

Lamnek, S. & Krell, C. (2016). *Qualitative Sozialforschung.* Beltz Verlag. https://www.beltz.de/fachmedien/psychologie/online_material/qualitative_sozialforschung.html (Stand: 18.03.2024)

Lamura, G., Mnich, E., Wojszwl, B., Krevers, B., Mestheneos, L. & Dohner, H. (2008). Family carers' experiences using support services in Europe: empirical evidence from the EUROFAMCARE study. *Gerontologist, 48*(6), 752–771. http://gerontologist.oxfordjournals.org/cgi/content/short/48/6/752 (Stand: 03.03.2024)

Lotfi Fatemi, N., Karimi Moonaghi, H. & Heydari, A. (2019). Perceived Challenges Faced by Nurses in Home Health Care Setting: A Qualitative Study. *International journal of community based nursing and midwifery, 7*(2), 118–127. https://doi.org/10.30476/ijcbnm.2019.44883 (Stand: 01.03.2024)

Lumillo-Gutiérrez, I. & Edgardo Salto, G. (2021). Buurtzorg Nederland, a proposal for nurse-led home care. *Enfermeria Clinica, 31*, 323–327. https://doi.org/10.1016/j.enfcli.2020.08.004 (Stand: 24.02.2024)

Lübbers, A. (2018). Balanceakt: Umgang mit Angehörigen. *Heilberufe, 70*(5), 40–41. https://doi.org/10.1007/s00058-018-3460-4 (Stand: 01.03.2024)

Mayer, H. (2022): *Pflegeforschung anwenden. Elemente und Basiswissen für Studium und Weiterbildung.* (6., überarbeitete Auflage). Facultas Verlag.

Mayring, P. (2022). *Qualitative Inhaltsanalyse: Grundlagen und Techniken* (13., überarbeitete Auflage). Beltz Verlag.

Mayring, P. (2023). *Einführung in die qualitative Sozialforschung: Eine Anleitung zu qualitativem Denken* (7., überarbeitete Auflage). Beltz Verlag.

Misoch, S. (2019). *Qualitative Interviews.* Walter de Gruyter GbmH.

Nagl-Cupal, M., Kolland, F., Zartler, U., Mayer, H., Bittner, M., Koller, M., Parisot, V. & Stöhr, V. (2018). *Angehörigenpflege in Österreich: Einsicht in die Situation pflegender Angehöriger und in die Entwicklung informeller Pflegenetzwerke* [Endbericht Juni 2018]. Sozialministerium Österreich. https://broschuerenservice.sozialministerium.at/Home/Download?publicationId=664 (Stand: 11.04.2024)

Nowossadeck, S., Engstler, H. & Klaus, D. (2016). *Pflege und Unterstützung durch Angehörige: Report Altersdaten.* https://nbn-resolving.org/urn:nbn:de:0168-ssoar-47091-5 (Stand: 13.05.2024)

Nöhammer, E. & Popp, E. (2022). Berufliche Gratifikationskrise in der mobilen Pflege und Betreuung: Herausforderung Heimhilfe. *Präv Gesundheitsf, 17*, 27–31. https://doi.org/10.1007/s11553-021-00832-1 (Stand: 02.05.2024)

Öffentliches Gesundheitsportal Österreichs (2025): *Pflegeassistenzberufe*. https://www.gesundheit.gv.at/gesundheitsleistungen/berufe/gesundheitsberufe-a-z/krankenpflege-und-sanitaetsberufe/pflegehelfer.html (Stand: 04.01.2025)

Pearlin, L. I.; Mullan,J. T.; Semple, S. J. & Skaf, M. M. (1990) Caregiving and the stress process: an overview of conceptsand their measures. *Te Gerontologist, 30 (5),* 583–594.

Perrig-Chiello, P., Höpflinger, F. & Hutchison, S. (Hrsg.). (2012). *Pflegepraxis. Pflegende Angehörige älterer Menschen: Probleme, Bedürfnisse, Ressourcen und Zusammenarbeit mit der ambulanten Pflege* (1. Auflage). Huber Verlag.

Pfabigan, D., Bajer, M., Rottenhofer, I. & Mader, F. (2020). *Curricula für die Ausbildungen Pflegeassistenz und Pflegefachassistenz: In Erprobungsphase*. Bundesministeriums für Soziales, Gesundheit, Pflege und Konsumentenschutz. https://goeg.at/Curricula_Pflegefachassistenz_Pflegeassistenz (Stand: 18.03.2024)

Rohwer, E., Mojtahedzadeh, N., Harth, V. & Mache, S. (2021). Stressoren, Stresserleben und Stressfolgen von Pflegekräften im ambulanten und stationären Setting in Deutschland. *Zentralblatt für Arbeitsmedizin, Arbeitsschutz und Ergonomie, 71*(1), 38–43. https://doi.org/10.1007/s40664-020-00404-8 (Stand: 26.02.2024)

Ruhr-Universität Bochum. (2024). *Qualitative Inhaltsanalyse nach Mayring.* https://methodenzentrum.ruhr-uni-bochum.de/e-learning/qualitative-auswertungsmethoden/qualitative-inhaltsanalyse/qualitative-inhaltsanalyse-nach-mayring/ (Stand: 08.05.2024)

Rungg, C., & Gratl, K. (2020). Zuhause sterben. *Pflegez, 73*, S. 28-30. https://doi.org/10.1007/s41906-019-0201-5 (Stand: 15.01.2025).

Rungg, C., & Schiefermeier-Mach, N. (2023). Home-based palliative care services from the perspective of family caregivers: an evaluation of the Integrated Palliative Care model in Tyrol. *International Journal of Health Professions, 10*(1), S. 24-36. https://doi.org/10.2478/ijhp-2023-0004 (Stand: 15.01.2025).

Shahriari, M., Nia, D. H., Kalij, F. & Hashemi, M. S. (2024). Challenges of home care: a qualitative study. *BMC Nursing, 23*(1), 215. https://doi.org/10.1186/s12912-024-01878-0 (Stand: 02.05.2024)

Sandberg, B. (2017). *Wissenschaftliches Arbeiten von Abbildung bis Zitat: Lehr- und Übungsbuch für Bachelor, Master und Promotion* (3. Auflage). Walter de Gruyter GmbH.

Scheidegger, A., Müller, M., Arrer, E. & Fringer, A. (2020). Das dynamische Modell der Angehörigenpflege und -betreuung. *Zeitschrift für Gerontologie und Geriatrie, 53*(4), 318–326. https://doi.org/10.1007/s00391-019-01574-8 (Stand: 11.03.2024)

Statistik Austria. (2024a). *Betreuungs- und Pflegedienste.* https://www.statistik.at/statistiken/bevoelkerung-und-soziales/sozialleistungen/betreuungs-und-pflegedienste (Stand: 05.05.2024)

Statistik Austria. (2024b). *Pflegegeld.* https://www.statistik.at/statistiken/bevoelkerung-und-soziales/sozialleistungen/bundespflegegeld (Stand: 05.05.2024)

Transparenzportal Österreich. (2024). https://transparenzportal.gv.at/tdb/tp/leistung/1039841.html (Stand: 05.05.2024)

Waldenberger, F., Naegele, G., Kudo, H. & Matsdua, T. (Hrsg.). (2022). *Alterung und Pflege als kommunale Aufgabe: Deutsche und japanische Ansätze und Erfahrungen.* Springer Fachmedien. https://doi.org/10.1007/978-3-658-36844-9 (Stand: 11.03.2024)

Weiler, K., Wittwer, Y., Händler Schuster, D. & Mahrer-Imhof, R. (2019). Die Zufriedenheit mit der Austrittsplanung und die Informiertheit von Angehörigen beeinflussen die Bereitschaft, Pflege zu übernehmen. *Pflege, 32*(2), 78–85. https://doi.org/10.1024/1012-5302/a000652 (Stand: 01.03.2024)

Wilz, G. & Pfeiffer, K. (2019). *Pflegende Angehörige: Fortschritte der Psychotherapie.* Band 73. Göttingen: Hogrefe Verlag.

FSC
www.fsc.org
MIX
Papier | Fördert gute Waldnutzung
FSC® C083411

Kolibri 360 GmbH
Ferdinand-Jühlke-Straße 7
99095 Erfurt, Deutschland
produktsicherheit@kolibri360.de

Druck:
CPI Druckdienstleistungen GmbH
im Auftrag der
Kolibri 360 GmbH
Ferdinand-Jühlke-Str. 7
99095 Erfurt